Eckhard K. Fisseler
Arthrose
Der Weg zur Selbstheilung
Mit der Ganzheitlichen Arthrose-Therapie (GAT)
Das Buch

Lektorat: Mag. Frank Fulda-Lengen und Ing. Peter H. Krüger

ISBN 3-00-017557-1

Erste Auflage 2005

𝔉𝔢𝔩𝔰𝔟𝔲𝔯𝔤 𝔙𝔢𝔯𝔩𝔞𝔤

Arthrose
Der Weg zur Selbstheilung
Mit der Ganzheitlichen Arthrose-Therapie (GAT)
Das Buch

Eigene Erfahrungen mit Selbstheilung
von
Eckhard K. Fisseler

Mit Beiträgen von Norbert Messing
Und Günter A. Ulmer

𝔉elsburg 𝔙erlag
1. Auflage 12/2005

Inhaltsverzeichnis   Seite

Vorworte 7
Einführung 12
So fing es bei mir an 14
Der Tagesplan 17
Grüner Tee 21
Das Obst 23
Was ist mit Spritzmitteln 24
Warum Obst nur auf leeren Magen? 24
Wie ist das mit der Energie? 25
Der Salat 25
Kein Tag ohne Pellkartoffeln? 26
Gibt es keine Mangelerscheinungen? 26
Hilfe, ich werde zu dünn! 27
Wie ist das mit der Milch? 28
Die Cholesterin-Lüge 34
Was ist das beste Getränk? Wasser 36
Säfte sind gesund, ... 38
Empfehlung bei Gicht 39
Mein Vortrag zum Thema Ursache 41
Hilft diese Lebensweise auch sonst? 48
Hirse, ein Heilgeschenk der Natur 51
Der Eiweiß-Mythos 68
Erfahrungsberichte 88
Wir backen unser Vollkornbrot selbst 103
Keime und Sprossen 104
Argumente 105
Anmerkungen 107
Erkenntnisunterdrückung 116
Wegweisendes Gutachten 136
Aus einer Botschaft 149
Ein klares Wort 160
Kontaktstellen 162
Adressen 163
Liste empfehlenswerter Bücher 164
Zum Schluss eine dringende Bitte 168

Arthrose der Weg zur Selbstheilung
Mit der Ganzheitlichen Arthrose-Therapie (GAT)

Das Buch ist entstanden, nachdem die Arthrose-Selbsthilfe so unerwartet erfolgreich war.

Mit der „gelben Broschüre"

Arthrose
Der Weg zur Selbstheilung

hatten wir in fünf Jahren über 10 000 Menschen erreicht. Die Resonanz übertraf alle Erwartungen.
Oft wurde ich gefragt, ob meine Schriften auch im Buchhandel erhältlich sind. Das soll mit diesem Buch erreicht werden.

Besuchen Sie auch www.arthrose-selbsthilfe.de und www.arthroseselbsthilfe.de , später www.arthrose.eu

Der Autor:
Eckhard K. Fisseler

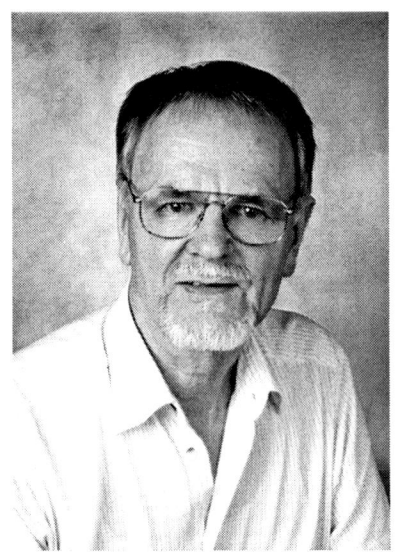

Mein Lebensweg in Kurzform:
Jahrgang 1936, Mittlere Reife, Kaufmännische Lehre, Handelsfachwirt, Geschäftsinhaber, Handelsrichter. Zwei Kinder, drei Enkel.

Erst als Rentner wurde mir klar, was meine Aufgabe im Leben ist. Heute bin ich dankbar in dem Bewusstsein, dass ich geleitet, geführt werde. Das gibt mir Kraft und Freude zugleich und es befreit mich von der Last, verpflichtet zu sein, denn der Lauf der Dinge ergibt sich fast von selbst. Mein Lebenswunsch ist nicht mehr Wohlstand und mehr Geld, sondern Zufriedenheit und Harmonie. Aber ich will auch zu dem dringend notwendigen Wandel in unserer Gesellschaft beitragen. Vielleicht gelingt es mir, etwas davon auf meine Leser zu übertragen.

Vorworte von Herrn Dr. med. Andreas Thum, Facharzt für Orthopädie

Obwohl sich seit 1950 bis heute der *Gesundheitsetat* von 10 Mrd. DM bis auf 500 Mrd. DM in nur 50 Jahren *ver-50-facht* hat, haben sich die chronischen *Krankheiten* (Diabetes, Hochdruck, Arthrosen, Bandscheibenleiden, Allergien, psychische Leiden) im selben Zeitraum *ver-8-facht(!)*, und insbesondere unsere Jugend ist schon krank:
Von ca. 350.000 jährlichen Neuerkrankten an Altersdiabetes sind 1/3 bereits Jugendliche unter 18 Jahren!

Noch vor dem II. Weltkrieg war für einen Medizinstudenten der Patient mit Herzinfarkt eine Rarität, heute ist er für den Laien schon alltäglich.
Vor 100 Jahren nahmen 80-Jährige noch alle Zähne mit ins Grab, heute haben 98% der 10-Jährigen bereits Karies.
Hirnschlag und Halbseitenlähmung waren früher ein „Kolibri", heute nicht selten bei 40-Jährigen anzutreffen.

Sollten diese Entwicklungen tatsächlich nur mit gestiegenem Lebensalter oder besserer Diagnostik zu erklären sein?
Müssen wir nicht endlich die tatsächlichen Ursachen betrachten und erforschen und den längst fälligen Paradigmenwechsel auch im Gesundheitssystem schleunigst angehen?
Weg von „nur" kostspieliger Diagnostik und Therapie von bereits entstandenen Erkrankungen, hin zur Prävention:
Krankheitsverhütung + Gesunderhaltung = Vorbeugungsmedizin.

Dies zu erreichen ist leichter möglich als der Öffentlichkeit heute bewusst ist und zwar über *Gesundheitsberatung* und praktisches Üben breiter Bevölkerungsschichten *durch Fachleute* verschiedenster Disziplinen mit langjähriger Berufserfahrung auf dem Gebiet und edler Gesinnung.

Gesundheit basiert nämlich im Wesentlichen auf 3 Säulen:

1. Regelmäßige, ausdauernde Bewegung und Betätigung an frischer Luft und Tageslicht etwa 1 – 2 Stunden am Tag. Innerhalb von 4 Wochen haben Sie die theoretischen Grundlagen erarbeitet und können sie nach fachkundiger Anleitung ein Leben lang richtig anwenden. Da erfahrungsgemäß die Bewegung viel zu ehrgeizig betrieben wird, ist gerade hier fachkundige ärztliche Anleitung am Anfang mit Puls- und Lactatkontrollen sehr sinnvoll.

2. Ernährung mit lebendigen Lebensmitteln, die nicht durch Kochen oder industrielle Verarbeitung zerstört sein dürfen. Umfassendes Wissen dazu eignen Sie sich innerhalb eines halben Jahres an und wenn Sie mit der Ernährungsumstellung beginnen – je dramatischer die Krankheitserscheinungen sind, umso konsequenter sollten Sie diese Umstellung beherzigen - dürfen Sie bereits nach 2-4 Wochen eine deutliche Besserung Ihrer Symptome erwarten.

3. Eine positive Lebenseinstellung, die nicht von Ängsten sondern von Zuversicht, Selbstvertrauen und sinngebender, liebevoller Lebensgestaltung geprägt ist, ist als schwierigstes aber wichtigstes Moment zur Prävention zu betrachten. Negative Emotionen wie Hass, Wut, Ärger, Neid und Angst sind nämlich die Hauptsäurebildner des Zivilisationsmenschen!

Wenn diese Einteilung bei vielen meiner Ärztekollegen heute noch nicht ins Bewusstsein gelangt ist, liegt das daran, dass wir in der gesamten Universitäts- und Klinikausbildung an den ganzheitlich und präventiv denkenden, umfassend menschlich und ärztlich gebildeten Vordenkern wie Professor Billroth, Professor Sauerbruch, Professor Nissen, Professor Büchner, Professor Heilmeyer, Dr. Bates, Dr. Bircher-Benner, Dr. Bruker, Professor

Kollath, Dr. van Aaken, Professor Alexandrovicz, Professor Wendt, Dr. Campbell, Dr. Buchwald, Professor Hartenbach Dres. Krebs und Krebs, Dr. Hamer u.v.a.m. gezielt vorbeigeführt wurden.

Durch unvoreingenommenes Streben nach Wahrheit werden wir den richtigen Weg finden, ebenso wie der hilfesuchende, gut informierte und mündige Patient unter den vielen hervorragend ausgebildeten und fleißigen Ärzten den Arzt-Freund-Kollegen herausfinden wird, der auf humane und fachkundige Art die Selbstheilungskräfte des Einzelnen positiv beeinflussen kann.

Wangen im Allgäu , 20. Oktober 2005
Dr. med. Andreas Thum
Facharzt für Orthopädie

Vorwort von Herrn Sebastian Stranz
Herausgeber der Zeitschrift „Lebensreform heute"

Dieses kleine Buch über Arthrose sollte genauso zur Standardliteratur im Medizinstudium zählen wie „Bluthochdruck heilen" von Dr. Schnitzer. Es erklärt die wahren Ursachen und Hintergründe der Arthrose und kann so auch den Weg zur Heilung aufzeigen. Vor allem ist es natürlich ein Buch für Betroffene. Mit einem konkreten Kostplan lädt es ohne Umschweife zur Ernährungsumstellung ein. Darüber hinaus kann es aber auch genau begründen, weshalb sich dieser Kostplan so und nicht anders zusammensetzt. Alles ist vollkommen einfach und allgemeinverständlich beschrieben. Viele Literaturhinweise regen zum Weiterlesen an. Hier hat Herr Fisseler seine eigenen Leseerfahrungen in komprimierter Weise so gekonnt zusammengefasst, dass einem auch ohne einen großen theoretischen Hintergrund die Zusammenhänge sofort klar werden.

Wie immer empfehle ich auch dieses Ernährungsbuch nicht nur dem Kranken, sondern auch dem Gesunden, da man mit dieser Ernährung natürlich die beste Vorsorge leistet, die es geben kann. Nicht nur gegen Arthrose, sondern gegen praktisch alle Zivilisationskrankheiten, von Allergien über Typ2-Diabetes bis Schlaganfall und Herzinfarkt. Die Ernährungsrichtlinien sind nach allem, was ich bisher über Ernährung gelesen und erfahren habe, sehr, sehr ausgereift. Sie sind praktisch erprobt und sofort umsetzbar. Es ist zwar ein Weg, der eine gewisse Rigorosität erfordert, der aber nicht so dogmatisch und fanatisch ist wie die Verfechter der hundertprozentigen Rohkost. Hier wird gezeigt, worauf es wirklich ankommt!

Die Prinzipien der Heilnahrung sind einfach! Sie sind von Jedem nachzuvollziehen! Wir müssen uns auch nicht in alle Feinheiten der Stoffwechsel-Abläufe und der Nährstoffe einarbeiten. Wir müssen nur die großen Prinzipien verstehen, den Rest erledigt die Natur für uns. Es ist meineserachtens ein Irrweg, den viele Ernährungslehrer beschreiten, wenn sie den Körper als einen großen Chemiebaukasten betrachten. Es wird schwadroniert über Enzyme und Flavonoide, über gutes und schlechtes Cholesterin, über die Rolle der Arachidonsäure und der Eicosanoide - ohne in den meisten Fällen genau zu wissen, was diese Stoffe sind und was sie im Körper bewirken. In vielen Fällen ist die Wahrheit von gestern bereits der Irrtum von heute. Ein Beispiel: Ständig wird behauptet, wir brauchten Antioxidantien, um die freien Radikale einzufangen. Das taucht immer wieder bei den Verfechtern einer gesunden Ernährung auf, ohne dass sie genau sagen könnten, worum es da geht und was da eigentlich abläuft.

Aber es hört sich gut an, denn es befriedigt das Bedürfnis, einen Bösewicht auszumachen, das sind die freien Radikale, und einen Retter zu ernennen, das sind die Antioxidantien. Die freien Radikale sind also das Böse und die Antioxidantien sind das Gute. Die Denkstruktur hinter solchen Aussagen ist also nur zum Schein wissenschaftlich-chemisch, in Wahrheit ist sie moralisch-mythologisch.

Es zeigt sich, dass die Ernährungslehrer sich oft viel zu weit auf „fremdes Terrain" begeben, wenn sie sich auf die komplizierten Feinheiten der chemischen Abläufe einlassen. Ein anderes Beispiel ist das Cholesterin, über das heute ganz andere Aussagen gemacht werden als noch vor wenigen Jahren... Überlassen wir doch die Chemie den Chemikern. Der Mensch ist sehr viel mehr als ein Chemiebaukasten, und die Auseinandersetzung mit den chemischen Details kann auch die ganzheitliche Sicht auf den Menschen versperren. Deshalb sind es in den wenigsten Fällen studierte Chemiker, die die Lebensreform weiterentwickeln, sondern meistens chemische Laien. Das bedeutet nicht, wissenschaftsfeindlich zu sein, oder gar, dass die gesunde Ernährung einer gründlichen wissenschaftlichen Überprüfung nicht standhalten würde. Das bedeutet nur, dass die Mode, halbwissenschaftliche Aussagen zu machen und möglichst viele Fremdworte zu benutzen, nur zum undurchdringlichen Dickicht im „Dschungel der Ernährungslehren" beiträgt und von den einfachen Prinzipien gesunder Ernährung eher ablenkt.

Frankfurt am Main im November 2005
Sebastian Stranz, Gesundheitsautor

Einführung

Es gibt schon so viele Bücher über Arthrose, warum jetzt dieses noch? Ganz sicher habe ich nicht alle gelesen, aber was auch immer in meinem Regal steht, nicht eines bietet dem Betroffenen eine vollständige und leicht verständliche Anleitung, nach der man Schritt für Schritt vorgehen kann. Darum ist dieses Buch so aufgebaut, dass der Leser schon nach den ersten Seiten weiß, was zu tun ist. Einfach anfangen und gesund werden. Dabei auftretende Fragen werden weiter hinten beantwortet.

Zum Gesundwerden gehört einiges dazu. Zunächst müssen wir die Ursache unserer Erkrankung kennen. Dazu finden Sie in diesem Buch wertvolle Aussagen. Dann brauchen wir eine innere Bereitschaft, den Wunsch, auch wirklich gesund werden zu wollen. „Das ist doch selbstverständlich", werden Sie sagen, aber bei manchen Menschen wird gerade diese Bereitschaft immer kleiner wenn sie erkennen, was sie in ihrem Leben alles ändern müssen oder ändern sollen. Viele stört es schon, dass sie überhaupt etwas ändern sollen. Schließlich müssen Sie bereit sein, selbst einiges zu tun und vor allen Dingen Ihr Wissen zu erweitern. Das bedeutet lesen und nochmals lesen, lernen und lernen wollen, regelrecht büffeln und pauken, denn ohne Ihr Wissen zu erweitern und zu verbessern geht es einfach nicht. Und dann: es einfach tun, ausprobieren, machen.

Dann gibt es noch einen wichtigen Punkt, den ich gleich am Anfang ansprechen muss. Dieses Buch basiert auf meiner eigenen, ganz persönlichen Erfahrung mit meiner Arthrose. Mir ist es gelungen, den Einbau künstlicher Gelenke zu vermeiden. Mein Anliegen ist es, diese Erfahrungen weiterzugeben und ich gehe davon aus, dass die meisten meiner Leserinnen und Leser ebenso positive Erfahrungen machen werden, wenn sie die Regeln der Ganzheitlichen Arthrose-Therapie (GAT) konsequent einhalten. Diese Konsequenz ist Voraussetzung für den Erfolg. Weil aber nicht alle Menschen gleich sind, nicht jeder Körper genau so reagiert wie das bei mir der Fall war, kann ich nicht voraussetzen, dass es immer und bei jedem so abläuft, wie das gewünscht und erwartet wird. Es spielt auch eine Rolle, wie weit bei Ihnen der Gelenkschaden schon fortgeschritten ist. Bei mir hatte sich noch keine Nekrose gebildet. Das ist dann der Fall, wenn nicht nur der Gelenkknorpel, sondern auch der angrenzende Knochen durch Säure angefressen wurde. Ob dann noch Heilung möglich ist, vermag ich nicht mit Sicherheit zu sagen. Die GAT ist aber selbst dann noch sinnvoll, weil die Arthrose auch andere Gelenke befallen kann. Wenn also trotz aller Bemühungen so ein zu stark geschädigtes Gelenk mit einer Endoprothese ersetzt werden muss, können Sie mit der GAT nicht nur die übrigen Gelenke erhalten, sondern auch die anderen Zivilisationskrankheiten, die als Folge der Eiweißmast auftreten, verhindern oder vielleicht sogar heilen. Auch darüber finden Sie in diesem Buch einiges, das Ihnen helfen kann.

Es wurde mir auch vorgeworfen, ich sei gegen die Ärzte eingestellt. Das stimmt nicht, denn unsere Ärzte sind sehr tüchtig und bemühen sich immer, uns bei Krankheiten Linderung zu verschaffen. Leider werden sie bei ihrer Ausbildung über so wichtige Dinge wie Ernährung fast nicht unterrichtet. Das ist ein Fehler im Gesundheitssystem. Dass ich gegen dieses System eingestellt bin, dürfen Sie mir gerne vorwerfen. Da muss dringend etwas geändert werden und ich stehe mit aller Energie meiner späten Jahre dafür ein, dass meine Kinder und Enkel dereinst unter diesen Fehlern nicht mehr leiden müssen. Meine Leserinnen und Leser rufe ich auf, ihren Beitrag dafür zu leisten, indem sie den Erfolg, den Sie mit Hilfe dieses Buches erzielen, nicht für sich behalten. Bei den Verantwortlichen ganz da oben finden wir kein Gehör, das habe ich versucht. Die müssen sich aber bewegen, wenn der notwendige Wandel von immer mehr Menschen gefordert wird.

So fing es bei mir an

„Sie haben Arthrose, da kann man nichts machen, damit müssen sie leben", war die „beglückende" Diagnose meines Arztes. „Warten sie mal zehn Jahre, dann bekommen Sie künstliche Gelenke, aber dafür sind Sie jetzt noch zu jung". Damals war ich 49 Jahre alt und mit diesen Schmerzen sollte ich mich also vorläufig anfreunden. Er wollte mir Schmerztabletten aufschreiben, aber dann erinnerte er sich, dass ich so was nicht einnehme.

„Warum erst in zehn Jahren, geht das nicht früher?".

„Diese Prothesen halten im Schnitt nur 15 Jahre. Man kann sie nicht beliebig oft erneuern".

„Bin ich nach dieser OP dann geheilt?"

„Nein", sagte er, „Arthrose ist nun mal nicht heilbar. Sie kann auch in den anderen Gelenken noch auftreten. Bis auf die Wirbelsäule lassen sich alle Gelenke ersetzen. Wenn es Sie im Rücken erwischt, dann haben Sie ein echtes Problem".

Was für „rosige" Aussichten. Sollte ich mich da nicht gleich mal nach einem passenden Strick, oder einer hohen Brücke umsehen? Nein, aufgeben ist nicht meine Art. Also auf zu anderen Ärzten. Seltsam nur, wie sehr sich deren Aussagen gleichen. Die müssen das wohl auf der Uni auswendig gelernt haben. Langsam kamen Zweifel in mir auf. Nicht heilbar soll das sein? Mit Freunden sprach ich darüber und wir sagten uns, wenn man die Ursache einer Krankheit kennt, müsste sie auch heilbar sein. Aber was ist die Ursache von Arthrose? Sehr unterschiedlich waren die Antworten auf diese Frage, die ich von den Ärzten bekam.

„Das ist Verschleiß, altersbedingt, Knorpelabrieb" und immer der Hinweis auf eine „unvermeidbare" Operation.

Etwas stimmt da nicht, sagte mir meine innere Stimme und ich beschloss, mich selbst auf die Suche nach der Ursache zu machen. Die findet man nicht im Fernsehen, aber vielleicht in geeigneten Büchern. Informationssuche ist angesagt.

Im Buchladen fand ich viele Titel, die sich mit Arthrose befassen. Jede freie Minute und manche nächtliche Stunde verbrachte ich damit, alles zu lesen, was mir lesenswert erschien. Dass nicht jeder Buchschreiber etwas von der Materie versteht, bemerkte ich erst später. Besonders vielversprechende Titel wie: „Arthrose – heilbar", „Die Arthrose Kur", „Genussvoll essen bei Arthritis und Arthrose", „So lindern Sie wirksam Arthrose" und einige mehr erwiesen sich später als völlig unbrauchbar.

Schließlich gaben mir freundliche Mitmenschen die wertvollsten Hinweise. „Fit fürs Leben" von Harvey und Marilyn Diamond war das erste wirklich brauchbare Buch. Noch spannender und richtig aufregend dann „Fit fürs Leben Teil 2".

„Willst Du gesund sein, vergiss den Kochtopf" von Wandmaker gab mir entscheidende Impulse und als ich zu Weihnachten 1993 „Die Eiweißspeicherkrankheiten" von Lothar Wendt geschenkt bekam, gab es für mich kein Halten mehr. Jetzt kannte ich die Ursache - und nicht nur die von Arthrose, sondern auch von weiteren Krankheiten, die alle mit unserer ach so hoch entwickelten Zivilisation zusammenhängen.

Plötzlich lag die Lösung vor mir auf dem Tisch. Nicht Tabletten schlucken und am Gelenk herumdoktern war die Antwort, sondern anders essen, aber nach einem ganz bestimmten Plan. Wie hängt das zusammen?

Professor Lothar Wendt hat den Eiweißspeicher entdeckt und die aus dem übermäßig verzehrten tierischen Eiweiß resultierende Übersäuerung. Säure wird auch durch Genussmittel hervorgerufen, wie Bohnenkaffee, schwarzen Tee, Süßes, Alkohol und Zigaretten. Dieses, und alles was vom Tier kommt, galt es in Zukunft zu meiden. Auch auf das kleine Gläschen Rotwein oder Bier, das ich heute gelegentlich wieder genieße, habe ich in den ersten zwei Jahren verzichtet.

„Und wovon sollen wir leben?" Diese bange Frage war aber bereits beantwortet, denn weder Herr Wandmaker, noch die Diamonds, noch die vielen tausend Vegetarier haben jemals Hunger gelitten.

Auch Sie müssen keinen Hunger leiden, denn Obst und Salat, Gemüse, Kartoffeln und Vollkornbrot können auch sehr schmackhaft sein. Nur wer es probiert hat, kann sich dazu ein Urteil erlauben. Fangen Sie einfach an, denn Ihre Schmerzen haben eine ganz eindeutige Ursache. Jedes Stück Fleisch, Käse, Fisch, jede Tasse Kaffee, schwarzer Tee, aber auch Zigaretten bewirken Schmerzen im Gelenk. Die können nach wenigen Wochen nachlassen, wenn Sie einfach nur anders essen.

Der Tagesplan
A.) Die Ernährung
1. Mit einem Glas angewärmtem Wasser und dann mit einem Becher „Grünem Tee" beginnen wir den Tag. Er darf nur kurz ziehen, sonst schmeckt er bitter. Wir lassen das Wasser kochen und in 12 Minuten auf 80° Celsius abkühlen. Dann ist die Brühzeit 40 bis 60 Sekunden je nach Sorte, bei einem gehäuften Teelöffel auf ½ Liter Wasser. Das ist Ihre Tagesmenge. Wir kaufen „Lebensbaum Grüntee aus ökologischem Landbetrieb", oder „Salus Bio", auch „Teekampagne", die alle als „nicht belastet mit Pestizid-Rückständen" getestet wurden.

2. Eine halbe Stunde später gibt es als erstes Frühstück **frisches Obst**, (- niemals eingemachtes oder gekochtes Obst essen -). Das können zum Beispiel 2 Apfelsinen oder 2 Birnen sein (immer nur eine Obstsorte).

3. Eineinhalb bis zwei Stunden später gibt es als zweites Frühstück wieder Obst: etwa ein bis zwei Äpfel.

4. Als drittes Frühstück essen wir eineinhalb bis zwei Stunden später noch mal Obst. Wenn Sie Bananen essen wollen, dann jetzt, also nur zum Abschluss der Obstphase, niemals am Anfang, denn Bananen zählen für uns schon mehr zum Gemüse als zum Obst. Wer will, kann abends Bananen aufs Brot legen.

Wer Übergewicht abbauen will, sollte die Zeit zwischen den Mahlzeiten verlängern. Wer nicht satt wird und kein Übergewicht hat, kann auch beliebig viel Obst essen, aber nichts anderes und die Zeit zwischen den Obstmahlzeiten verkürzen.

5. Das nun nach ein bis zwei Stunden folgende **Mittagessen** muss nicht zur gewohnten Zeit eingenommen werden. Wenn wir länger geschlafen haben, kann das auch am

Nachmittag um 3 oder 4 Uhr sein. Obst ist nämlich in unserer Ernährung wichtiger als alles Andere.
6. Warum das Obst so und nicht anders (z.B. niemals als Nachtisch) gegessen werden soll, wird noch erklärt. Da gibt es zunächst einen frischen Salat, dessen Zutaten möglichst aus dem eigenen Garten kommen. Selbst im Winter haben wir noch - im Sand eingelegte - Möhren, Kohlrabi, Rote Bete. Alles wird geraspelt und mit Blattsalat, Endivien, Chinakohl oder was es gerade zu kaufen gibt, mit reichlich gehackten Kräutern gemischt und mit einer Salatsoße aus Zitronensaft, einem guten Olivenöl, erste Pressung, kalt gepresst, und Wasser (kein Essig) angemacht. Bezüglich der Zusammenstellung sind der Phantasie keine Grenzen gesetzt. Die Zutaten müssen nur immer frisch sein (keine Konserven verwenden). Die Bestandteile sollen zu einem Teil unter der Erde (wie Möhren) und zu einem anderen Teil über der Erde (wie Blattsalat, Blumenkohl) gewachsen sein. Hier ist eine gute Mischung erwünscht.

Bei Arthrose streuen wir drei Teelöffel „Hirseflöckli" oder Braunhirsemehl über den Salat. Danach essen wir zart gedünstetes Gemüse wie Blumenkohl, Broccoli, Porree, Spinat oder was es so gibt. Wichtig ist, dass das Gemüse nicht weichgekocht, sondern gedünstet wird. Es muss noch „Biss" haben und darf seine natürlichen Farben nicht verlieren. Mit Gemüsebrühwürfeln aus dem Reformhaus abschmecken. Dazu gibt es Pellkartoffeln, Naturreis, Vollkornnudeln, Klöße, Quinoa, Hirse, Mais, Dinkel, Bulgur, Pilze. Brauchen Sie dafür ein Rezept? Seien Sie selbst kreativ, oder erwerben Sie unser Rezeptbuch von Astrid Schaper „Es gibt auch einen anderen Weg".

Das Abendessen besteht aus Vollkornbrot, Butter und vegetabiler Pastete oder einem vegetarischen Schmalz (schmeckt wie Griebenschmalz, ist aber rein pflanzlich) aus dem Reformhaus (sehr schmackhaft). Im Rezeptbuch von Astrid Schaper finden Sie selbst hergestellte Brotaufstriche. Kohlrabischeiben, Paprika, Tomaten, Radieschen und Gurke eignen sich ebenfalls als

Brotbelag. Dazu trinken wir mineralarmes Wasser aus dem Getränkeshop. Vergleichen Sie die Inhaltsangaben auf den Flaschen. Der Anteil an Calcium sollte 30 mg nicht überschreiten (es gibt schon Wasser mit 11,5 mg, andere haben über 500).

Wichtig: Mittag- und Abendessen dürfen wir nicht tauschen. Vollkornbrot ist – wie jedes Korn – leicht säurebildend, darum nur abends erlaubt, wegen der unterschiedlichen Säure-Basen-Flutung. Wer zum Mittagessen keine Gelegenheit hat, sollte die Obstphase bis zum Nachmittag oder Abend verlängern und dann erst warm essen.

Zwischendurch, aber erst nach dem Mittag, essen wir täglich 2-3 Mandeln und eine kleine Hand voll Nüsse. Damit versorgen wir uns mit den wenigen essentiellen Aminosäuren und Spurenelementen, die je nach Zusammensetzung unserer Nahrung noch fehlen könnten. Wem der Nachmittag zu lang ist, aber auch für unterwegs, wenn das Mittagessen ausfällt, für den gibt es jetzt ein Müsli aus vorgekeimtem Getreide (kein Frischkornmüsli, das Säure bildet). Dem werden nach kurzem Einweichen einige Mandeln und Nüsse, Rosinen, Sonnenblumenkerne und eine Banane beigemischt. Fragen Sie im Reformhaus nach CereGran.

Fleisch, Wurst, Fisch, Käse und alle Milchprodukte also einfach alles, was von einem Tier stammt, außer Butter (die enthält fast kein Eiweiß, jedoch wertvolle ungesättigte Fettsäuren und das Fett der Butter ist besonders leicht verdaulich), bleiben so lange gestrichen, bis die Gesundheit wiederhergestellt ist. Das gilt auch für alkoholische Getränke wie Bier und Wein, für Bohnenkaffee, schwarzen Tee, Süßigkeiten, weißes Mehl und raffinierten Zucker (nicht nur weißer Zucker ist raffiniert). Auch Bienenhonig gehört dazu, der wegen der konzentrierten Süße zuviel Säure bildet. Sojaprodukte als Fleischersatz lehnen wir in der ersten Zeit ebenfalls ab, denn das darin enthaltene pflanzliche Eiweiß ist zu konzentriert und behindert den Abbau unseres übervollen Eiweißspeichers.

Lassen Sie sich nicht einreden, Sie könnten einen Eiweißmangel erleiden. Das wäre nur bei totaler Unterernährung, wie bei den Kindern in Biafra, denkbar. Wir essen aber reichlich und die in Obst und Salat enthaltenen Aminosäuren genügen völlig für den Aufbau körpereigener Eiweiße. Dafür wurde sogar ein wissenschaftlicher Beweis geliefert.

Nahrungsergänzungen, die oft angeboten werden und „so gesund" sein sollen, werden von uns in der Regel nicht benötigt. Unser Ernährungsplan ist speziell auf Arthrose abgestimmt und enthält alles, was unser Körper braucht. Nur in seltenen Fällen, wenn besondere Gesundheitsprobleme vorliegen, können diese oft sehr teuren Ergänzungen sinnvoll sein. Das sollte aber ein Heilpraktiker abklären, der mit einem speziellen Diagnoseverfahren verborgene Krankheitsherde erkennen kann (da gibt es Irisdiagnose, Elektroakupunktur nach Voll, Computer-Regulations-Thermografie und andere).

B.) Bewegung

Nach dem Aufstehen trinken wir zunächst ein Glas angewärmtes Wasser aus unserem Umkehrosmosefilter und dann einen Becher „Grünen Tee". Danach mache ich als Frühsport die „Fünf Tibeter" aus dem gleichnamigen Buch. Das sind 5 ganz einfache Übungen, die man auch im Alter noch leicht einüben und allmählich steigern kann. Wertvoll ist auch der tägliche Spaziergang in frischer Luft und Sonnenlicht, auch Rad fahren und Schwimmen.

Gesunde Bewegung gehört also dazu und darf auf keinen Fall vergessen werden.

Sind Sie mit diesem Plan einverstanden? Dann legen Sie gleich los. Sie können damit nichts falsch machen, müssen auch keinen Hunger leiden, denn die Menge spielt praktisch keine Rolle, nur <u>was</u> sie essen, muss dem Plan entsprechen.

Warum so und nicht anders? Lesen Sie einfach weiter, es soll jede Frage beantwortet werden.

Zunächst will ich die einzelnen Punkte vom Tagesplan näher beleuchten.

Grüner Tee (aus einem Faltblatt der Teekampagne)
Grüner Tee ist in Asien seit Jahrhunderten als Lebenselixier berühmt. Viele japanische Familien, in denen es üblich war und ist, regelmäßig Grünen Tee zu trinken, retteten nach den Atombombenabwürfen in Hiroshima und Nagasaki damit vielfach ihr Leben. Da, wo traditionell Grüner Tee getrunken wurde, waren die Schäden durch radioaktive Strahlen erheblich geringer als in den anderen Gebieten. Die Japanischen Wissenschaftler, Professor Teidzi Ugai und Professor Antsi Hayashi von der Universität Kioto haben festgestellt, dass Grüner Tee gegen Strontium 90, eines der stärksten radioaktiven Isotope, wirkt. Er wirkt auch gegen Krebs und Leukämie.

Das japanische Ministerium für Volksgesundheit hat festgestellt, dass die Krebsrate im Shizoukogebiet, wo dieser Tee angebaut und auch getrunken wird, sehr viel niedriger ist als anderswo. Im Grünen Tee wurde der Wirkstoff EGCG (Epigallocatechingalit) festgestellt. Außerdem wurde in Japan im Tierversuch festgestellt, dass EGCG das Tumorwachstum hemmt.

Insgesamt wurden im Grünen Tee 130 Wirkstoffe erkannt. Er enthält außerdem 4-mal mehr Vitamin C als Zitronensaft und übertrifft alle Pflanzen an Vitamin B-Gehalt. Grüner Tee wird außer zur Krebsvorbeugung und Tumorbekämpfung noch eingesetzt bei Bluthochdruck, Arteriosklerose, Rheuma und chronischer Hepatitis, bei Blutungen im Magen-Darmkanal, bei Gehirnblutungen und Altersbrüchigkeit der Haargefäße, bei Blasen-, Gallen- und Nierensteinen.

Bei Ruhr- und Bauchtyphus wurde im Moskauer Botikin-Krankenhaus festgestellt, dass Grüner Tee besser wirkt als Antibiotika und völlig unschädlich ist. Grüner Tee wirkt hervorragend im Kampf gegen Mikroben. Gurgeln mit Grünem Tee wird bei Angina empfohlen. Er regt außerdem den Kreislauf an, ohne nachteilig auf das Herz zu wirken.

In der Zeitschrift: „Natur und Heilen" 1/91 ist zu lesen, Grüner Tee habe vorbeugende Wirkung bei Arteriosklerose, wirkt günstig auf den Cholesterinspiegel und enthält hohe Anteile der Vitamine C, F, P, B1 und B2; er habe stimulierende Wirkung auf das Zentralnervensystem mit besonderer Bevorzugung der Großhirnrinde, wirke regulierend auf den Kreislauf und sei gefäßerweiternd.

Auch wird berichtet, japanische Forscher von der Universität Osaka hätten im Grünen Tee den Wirkstoff Gallocatechin entdeckt, von dem unumstritten feststeht, dass er im Mund die Karieserreger (Streptococcus mutans) abtötet. Aber auch andere Krankheitserreger wie Cholera-Erreger, Typhus-Bakterien und Salmonellen würden in Mund und Speiseröhre abgetötet. Gleiche Berichte standen auch in der britischen Fachzeitschrift The Lancet.

Professor Onishi, Institut für Medizin und Zahnheilkunde der Universität Tokio, berichtet, das Trinken von nur einer Tasse Grünem Tee pro Tag habe Karies bei Schulkindern um 50% gesenkt. Gegen hohen Blutdruck und Gehirnschlag setzen Dr. Meguv, Tohoku -Universität und Dr. Aoki, Universität Nagoya, Grünen Tee ein.

Unsere Quelle dafür, dass Grüner Tee durch seinen Wirkstoff EGCG tumorhemmend sei, ist „New Scientist" vom 12.11.87, Seite 32.

Grünen Tee gibt es schon immer im Reformhaus. Um diese Wirkungen zu erzielen, sollte man den Grünen Tee mit nur 70 bis 80° heißem Wasser aufbrühen und nur 40 Sekunden – höchstens bis zu einer Minute - ziehen lassen. Auch der zweite Aufguss, den wir bis zu drei Minuten ziehen lassen, ist noch gesund und schmackhaft. Richtig gebrüht ist er sehr hell und schmeckt nicht bitter.

Das Obst

Es sollte möglichst in heimischen Regionen gewachsen sein. Äpfel, Birnen, Pflaumen, Kirschen, Weintrauben (muss ich sie alle aufzählen?) wie sie hierzulande wachsen, werden von unserem Organismus das ganze Jahr über am besten vertragen. Bei sehr sensiblen Menschen kann es vorkommen, dass Südfrüchte dem Körper das Signal geben, er befinde sich in einem wärmeren Klima. Andere bezeichnen das als überzogenen Pessimismus und genießen ihre reife Mango, auch wenn es draußen schneit. Also selbst testen und den Körper beobachten. Grundsätzlich sind Südfrüchte auch für uns sehr zu empfehlen.

Das Angebot an Obst ist hier bei uns so reichhaltig, dass jeder sein Frühstück nach Herzenslust zusammenstellen darf. Es kann vorkommen, dass man am Anfang dieser Ernährungsweise ein bestimmtes Obst nicht verträgt. Hier heißt es, testen und ausprobieren, welche Sorte bekömmlich ist. In einem besonderen Fall hat eine Teilnehmerin zunächst kein Obst auf leeren Magen vertragen. Sie behalf sich morgens mit Haferschleim und magenschonendem Brei, bis der Magen saniert war. Heute kann sie jede Sorte Obst vertragen.

Es schadet auch nichts, wenn wir nach dem Aufstehen nur ein Glas angewärmtes Wasser und grünen Tee trinken und erst dann mit dem Obstfrühstück beginnen, wenn der Magen sich mit Hunger meldet. Bis zum Mittag befindet sich unser Körper in der Ausscheidungsphase, die durch zu frühe Nahrungsaufnahme nur gestört wird. Achten Sie einfach auf die Signale Ihres Körpers und hören Sie nicht auf das unsinnige Gerede, man solle doch den Tag mit einem üppigen Frühstück beginnen. Die so handeln, haben später Gesundheitsprobleme, deren Ursache sie sich nicht erklären können. Wir bekamen Arthrose, weil wir auf das gehört haben, „was man so sagt". Das richtige zu wissen ist besser.

Diabetiker wählen zunächst Obstsorten mit geringem Zuckergehalt. Einige Wochen später können auch sie jede Frucht vertragen.

Was ist mit Spritzmitteln, die dem gekauften Obst anhaften? Wir waschen es mit einem modernen Spülmittel. Das ist seit einiger Zeit so sanft und gesundheitlich unbedenklich, dass davon keine Gefahr ausgeht. Natürlich spülen wir mit klarem Wasser gründlich nach. Herr Wandmaker schreibt dazu: „Ich weiß sehr wohl, dass unser Obst mit giftigen Spritzmitteln behandelt ist. Bevor ich aber aus Angst davor kein Obst esse, nehme ich lieber in Kauf, winzige Spuren von diesen Giften, die trotz gründlicher Wäsche noch verbleiben, mitzuessen. Das Obst hilft nämlich meinem Körper, sich selbst zu reinigen und sorgt für einen schnellen Abtransport aller Gifte und Schadstoffe, also auch solcher, die nicht über das Obst, sondern auf andere Weise in den Körper gelangen." Also ist derjenige, der wenig oder kein Obst isst, viel stärker gefährdet, weil bei Ihm die Gifte im Körper bleiben. Ich selbst esse seit über zwanzig Jahren viel Obst und ich leide nicht an irgendeiner rätselhaften oder schleichenden Vergiftung.

Warum Obst nur auf leeren Magen?
Obst ist die dem Menschen am besten angepasste Nahrung. Das erkennt man daran, dass es im Magen praktisch nicht verdaut werden muss. Es wird innerhalb von 20 bis 30 Minuten an den Darm weitergeleitet. Von dort gehen die wertvollen Bestandteile wie Fruchtzucker für die Muskelkraft, Vitamine, Mineralien, Fettsäuren und Aminosäuren, letztere für den Aufbau von Eiweiß, fast ohne weitere Verdauung direkt in die Blutbahn. Wird Obst als Nachtisch auf vollen Magen gegessen, kann es nicht sofort an den Darm weiter. So fängt es im Magen an zu gären, wird schließlich faul und kommt später als Jauche im Darm an. Jetzt sind die Bestandteile wertlos geworden und können im Körper nur noch Schaden anrichten. Darum muss Obst auf leeren Magen gegessen werden. Die beste Zeit dafür ist das Frühstück und der gesamte Vormittag.

Ganz ausführlich steht diese Begründung in dem Buch „Fit fürs Leben" im Kapitel 7, Grundsatz III, „Richtiger Obstverzehr" ab Seite 81.

Es entspricht auch unserer Denkweise, wenn Sie die Obstphase über den Mittag und Nachmittag bis zum Abend verlängern. Das kann aus beruflichen Gründen oder auf Reisen sinnvoll sein, wenn Sie mittags keine Möglichkeit haben, nach unseren Regeln zu kochen. Dann können Sie das Mittagessen auf den Abend verlegen und das Vollkornbrot weglassen.

Wie ist das mit der Energie?
Eine häufig gestellte Frage: „Gibt mir das Obst genügend Kraft, wenn ich körperlich arbeiten muss?"

Bei der Renovierung eines alten Hauses habe ich selbst ein halbes Jahr lang am Bau gearbeitet. Von früh bis nachmittags um fünf gab es nur Obst und ich hatte mehr Energie, als ich zuvor erwartet hätte. Fleisch nimmt dem Körper zunächst Energie für die Verdauung weg. Das macht müde und träge, wie jeder weiß. Die im Obst enthaltene Energie steht schon eine halbe Stunde später dem Körper zur Verfügung, man fühlt sich frisch und fit. „Ich könnte Bäume ausreißen", sagte eine Teilnehmerin, wenige Tage nachdem sie mit unserer Ernährung begonnen hatte. Also auch hier wieder: Ausprobieren und sich selbst ein Urteil bilden ist besser als jede graue Theorie. Und es ist besser, als auf das Geschwätz der ach so „klugen" Leute zu hören, die doch „ganz genau wissen" was man essen muss. Nur hat uns dieses Wissen nicht vor der Arthrose bewahrt.

Der Salat
Bei Salat denkt man zunächst an Kopfsalat, aber der allein wäre für eine alles beinhaltende vollwertige Ernährung nicht genug. Wie im Tagesplan beschrieben, muss er aus vielen Zutaten bestehen.

Obst, Salat und rohes Gemüse sind unsere wichtigsten Speisen. Täglich wechselnd und mit viel Phantasie zubereitet, entsteht mit dem Salat eine schmackhafte und vitaminreiche Komponente unseres Speiseplans. Vergessen Sie bei Arthrose nicht die Hirse, sie muss – in Form von „Hirseflöckli" oder

Braunhirsemehl - unbedingt roh gegessen werden denn sie enthält die wichtigen Aufbaustoffe für den Knorpel.

Kein Tag ohne Pellkartoffeln?
Es können auch mal Vollkornnudeln ohne Ei sein, oder Naturreis, Quinoa und Bulgur zur Abwechslung. Probieren Sie auch vegetarische Bratlinge oder Gemüse-Bratwust. Ganz besonders lecker ist die „Grobe Landbratwurst" aus Ihrem Reformhaus. Sie können am Geschmack nicht erkennen, dass da kein Fleisch drin ist. Das Angebot ist umfangreich.

Lassen Sie sich in Ihrem Reformhaus beraten. Und immer ein Gemüse dazu, das - nicht zu lange - im Dampf gegart wurde. Der natürliche Geschmack muss dann nur mit wenig Gemüsebrühe, Gewürzen und Kräutern verfeinert werden.

Gibt es keine Mangelerscheinungen? wenn wir kein Fleisch essen!
In der gerade jetzt laufenden Diskussion über vegetarische Ernährung wegen BSE, der Maul- und Klauenseuche und Vogelgrippe wird immer wieder deutlich gesagt, dass wir Menschen nicht unbedingt von Fleisch leben müssen. Alle darin enthaltenen Nährstoffe können wir auch aus pflanzlicher Kost entnehmen. Wer das nicht glaubt, möge beim Vegetarier-Bund Deutschlands, Blumenstraße 3, in 30159 Hannover, nachfragen. Besonders deutlich und mit klaren Beweisen sagt das der Autor John Robbins in seinem Buch „Ernährung für ein neues Jahrtausend". Sie sollten es lesen, wenn Sie auch nur den geringsten Zweifel haben, ob wir auf Fleisch verzichten können.

Für die konsequente Anwendung der GAT geben wir uns eine Frist von etwa zwei Jahren. Diese Frist gilt für die vollständige Beseitigung der durch Arthrose entstandenen Beschwerden. Eine erste Besserung spüren wir meist schon nach ein bis zwei Wochen bei geringen Schmerzen, wie sie am Beginn der Erkrankung auftreten, und nach drei bis sechs Wochen, wenn wir erst in einem späteren Stadium mit der GAT beginnen. Später, also nach diesen zwei Jahren, haben die meisten unserer Teilnehmer kein Interesse mehr an Fleisch oder anderen tierischen Produkten. Die Gefahren einer Eiweißmast sind uns jetzt bekannt. Diese Schmerzen wollen wir nicht noch mal erleben. Es lohnt sich auch, wenn Sie sich dann mit der sogenannten Mittelmeerkost beschäftigen. Gerade in jüngster Zeit wird von Ernährungswissenschaftlern häufig darauf hingewiesen, dass es sich dabei um eine besonders gesunde Ernährungsform handelt.

Was in tierischen Produkten (Fleisch, Fisch, Milch u. Milchprodukte) enthalten ist, enthalten auch Pilze (bei einigen Vitaminen und Mineralien ist der Anteil in Pilzen sogar höher) allein, oder in Kombination mit Obst und Gemüse. Ein wichtiges Argument für Pilze ist die Tatsache, dass die Vorstufen von Vitamin D (Ergosterin u. Ergosterol) nur in Fleisch und eben auch in Pilzen vorkommen! Weder Obst noch Gemüse enthalten diese Vitamin-Vorstufen! Vitamin D aber ist sehr wichtig in Verbindung mit Calcium, Phosphor und Vitamin C, für den Knochen- und Knorpelaufbau!

Entgegen der allgemeinen Meinung, nur das Fleisch würde uns mit Vitamin B12 versorgen, ist jetzt bekannt geworden, dass es sogar in unserem Dickdarm hergestellt wird, wenn wir mit frischer Rohkost eine gesunde Darmflora errichtet haben.

Hilfe, ich werde zu dünn!
Nicht nur einmal hat mich dieser Anruf erreicht. Am Anfang wird der Gewichtsverlust noch als angenehm empfunden, denn meistens haben wir doch einige Kilo zuviel. Wenn das Gewicht dann aber immer weiter nach unten geht, kann schon mal etwas Angst aufkommen. Mir ging es auch so, als ich über 10 Kilo abgenommen hatte und das untere Ende noch nicht erreicht war. Aber bei 66 Kilo war Schluss. Mein Körper hatte den angesammelten Ballast abgeworfen und, wie ich glaubte, sein Wunschgewicht erreicht. Keine Hose passte mir mehr und meine Frau nähte sie alle enger. Aber das war ein Fehler, denn die leer gewordenen Speicher füllten sich wieder, diesmal

wohl mit besseren Reserven. Mein Idealgewicht lag nun mal bei 72 bis 75 kg und das wurde auch wieder erreicht, sogar ganz ohne Änderung der Nahrungszufuhr.

Schauen Sie also nicht dauernd auf die Waage, sondern fragen Sie ihren Körper, wie er sich fühlt. Bei dieser Nahrung sind Sie tagsüber frisch und fit. Das Gewicht spielt nur dann eine Rolle, wenn Sie vor Schwäche zusammenbrechen oder im Stehen einschlafen. Dazu wird es nicht kommen, denn dieser Ernährungsplan versorgt Sie mit Energie in ausreichender Menge.

Auch wer am Anfang kein Übergewicht hat, wird zunächst abnehmen. Darauf werden in dieser Phase auch größere Portionen keinen Einfluss haben. Ihr Körper ist ausreichend versorgt, wenn Sie nach Plan essen. Lassen Sie ihm die Freiheit, sich auf sein Idealgewicht einzupendeln. Ein Jojo-Effekt im positiven Sinne.

Wie ist das mit der Milch?
Am besten, Sie vergessen jetzt mal alles, was Sie bisher über die „gesunde" Milch wissen. Wer gesund ist, kann Milch trinken, aber wir sind nicht gesund, wir haben Arthrose, und da gilt für uns eine ganz andere Sicht der Dinge. Bitte lesen Sie, was ich aus der Literatur darüber gesammelt habe.

Verkürzte Zusammenfassung aus „Fit für's Leben Teil 2", ab Seite 342 zum Thema Milch
„Es ist rundweg falsch zu behaupten, wir könnten unseren Eiweißbedarf ohne Milch nicht decken. Falsch deshalb, weil der Verzehr von Fleisch und Milch nicht unserer natürlichen Bestimmung entspricht. Wenn Sie die Milch nicht an der Mutterbrust getrunken haben, jetzt ist es dazu zu spät. Tatsache ist, dass der größte Teil der Erdbevölkerung auf Kuhmilch mit Krankheitssymptomen reagiert (Verweis auf einen Bericht von John Dreyfuss in der Los Angeles Times vom 18.09.1984: „Mehrzahl ist allergisch gegen Milch") Für den großen Plan

der Natur ist es eine Beleidigung, die Milch einer anderen Art zu trinken. Das in der Kuhmilch enthaltene Kalzium ist für Kälber geschaffen, nicht für Menschen. Ist ein Kalb erst einmal entwöhnt, will es keine Milch mehr trinken, nicht die seiner eigenen Art, aber auch nicht die eines anderen Tieres. Die Tiere sind viel zu instinktsicher, als dass sie die weisen Pläne der Mutter Natur durchkreuzen würden. Wir leider nicht.

Zwei Dinge gelten für alle Säugetiere dieser Erde:
1.) Sie trinken nie die Milch einer anderen Tierart.
2.) Ist ein Tier erst einmal entwöhnt, rührt es nie mehr Milch an. Natürlich gilt das nur für wild lebende Tiere, nicht für Haus- und Zootiere, die wir schon genauso pervertiert haben.

„Es ist geradezu idiotisch", sagt Harvey Diamond, „als Erwachsener noch Milch zu trinken. Wie kann es nur angehen, dass wir, mit all unserer Klugheit und Intelligenz zu dumm sind, diese einfache Wahrheit zu begreifen? Die Ernährungsfachleute, Sprachrohr der Milchwirtschaft, sollten sich schämen, weil sie eine ahnungslose Öffentlichkeit irreführen und ihre eigene Unwissenheit zugeben, auf einem Gebiet, auf dem sie eigentlich etwas verstehen sollten. Ihr Verhalten ist kriminell. Zu viele Gefahren stecken in der Milch und in Milchprodukten. Niemand kann dabei sein Gewicht reduzieren. Milch erzeugt einen dicken, zähen Schleim, der das gesamte Innenleben überzieht und das Atmungssystem verklebt. Heuschnupfen, Asthma, Bronchitis, Schleimhautentzündung und Mittelohrentzündungen sind die Folge. Dabei stehen Allergien an erster Stelle, aber auch Herzkrankheiten und Migräne."

Weiter sagt Harvey Diamond: „Es ist ein übler Reklametrick, bei uns Angst vor Mangelerscheinungen zu erzeugen. Alle Milchprodukte, mit Ausnahme von Butter, sind säurebildend. Es gibt keinen Zweifel daran, dass Magen- und Darmgeschwüre sich durch Milchverzehr verschlimmern. Auch Darm- und Prostatakrebs sollen eine Folge davon sein. Es gibt kaum ein

Gesundheitsproblem, das nicht mit dem Milchverzehr im Zusammenhang steht. Auch Multiple Sklerose."

„Pasteurisierung ist der größte Schwindel, der je an arglosen Menschen verübt wurde. Der Gesundheitsbewusste sollte überhaupt keine Milch trinken. Aber zu behaupten, pasteurisierte Milch sei gesünder als rohe, ist absurd. Pasteurisierung tötet. Tote Nahrung kann das Leben nicht erhalten. Pasteurisierte Milch ist ein Hauptverursacher für Herzkrankheiten."

„Milch und Milchprodukte sind in Wahrheit die Hauptverursacher von **Osteoporose**. Die Wahrheit wird von der Milchindustrie verdreht. Viele Forschungsergebnisse beweisen das. Wenn man nicht die Ursache von Kalziumabbau beseitigt, ist die Zufuhr von Kalzium nutzlos. Durch Säure wird Kalzium im Knochen abgebaut. Säure entsteht durch Tabak, Alkohol, Koffein, Limonaden, Salz, tierisches Eiweiß und alle Tierprodukte (ab Seite 371 in dem Buch „Fit fürs Leben"), Phosphate, und sogar säurehemmende Tabletten. **Osteoporose kann nicht auf Kalziummangel in der Ernährung zurückgeführt werden, sondern ist die Folge von Übersäuerung.** Wer sich natürlich und vollwertig ernährt, hat keinen Kalziummangel. Es ist reiner Blödsinn, (*wenn Harvey hier solche radikalen Ausdrücke verwendet, sollten wir das als Zeichen seiner Erregung bewerten. Er war wegen derartiger Falschaussagen sehr krank geworden*) und eine Lüge, zu behaupten, wir könnten unseren Kalziumbedarf nicht ohne Milchprodukte decken. In den ersten 25 Jahren meines Lebens habe ich mindestens dreimal täglich Tierprodukte gegessen. Die Liste meiner Krankheiten war lang. Seit meiner Ernährungsumstellung esse ich an Tierprodukten nur noch Butter und Sauerrahm, aber viel Obst und Salat. Seitdem kenne ich keine der damaligen Beschwerden mehr." (Seite 384)

Hierzu muss ich eine grundsätzliche Aussage einfügen. Harvey und Marilyn Diamond waren nicht an Arthrose erkrankt. So sehr mir ihre Bücher auch halfen, Verständnis dafür zu finden, wie falsch wir bisher gegessen haben, so konnte ich doch die Mehrzahl ihrer Rezepte nicht übernehmen. Auch den Sauerrahm kann ich in den ersten drei Monaten nicht empfehlen, den ich heute gelegentlich als Salatdressing verwende. So müssen wir auch alle anderen Bücher daraufhin kritisch betrachten, ob deren Aussagen mit unserem Tagesplan übereinstimmen. Der ist ein Konzentrat aus vielen Büchern, Hinweisen und eigenen Erfahrungen, die alle einem einfachen Grundgedanken folgen: Eiweißspeicher abbauen, Säurebildung vermeiden, basisch leben und so dem Knorpel Gelegenheit geben, wieder zu wachsen. In erster Linie half mir dabei das Buch von Lothar Wendt „Die Eiweißspeicherkrankheiten". Es ist mir gelungen, dieses wertvolle Buch als Kopie wieder anbieten zu können.

Fahren wir fort mit Zitaten und Kernaussagen zum Thema Milch, aus Büchern, die Sie möglichst bald vollständig lesen sollten.

Aus Fit fürs Leben Teil 1, S. 136: „Tatsächlich enthalten alle grünen Blattgemüse und alle rohen Nüsse Kalzium. Und **roher Sesamsamen** enthält mehr Kalzium als irgendein anderes Nahrungsmittel auf dieser Welt. (1500 mg auf 100 g)"

An dieser Stelle muss ich noch einmal darauf hinweisen, dass die Bücher „Fit fürs Leben" zu unserer Grundausbildung zählen. Sie gehören als nächstes auf Ihren Einkaufszettel.

Weitere Hinweise und Auszüge aus Schriften zum Thema Kuhmilch

Dr. med. M. O. Bruker: Die Calciumlüge
„Der Murks mit der Milch nimmt kein Ende. Nein, nicht nur die Milch, sondern auch vollmundige Worte werden vom Verbraucher geschluckt. Da wird die minderwertige H-Milch als ′absolut vollwertig′ bezeichnet. Die ′leichte Verdaulichkeit′ wird gelobt, ebenso die ′Keimfreiheit′. Der Verbraucher vermag nicht zu erkennen, dass er gefährlichen Werbeaussagen der Milchindustrie aufsitzt. Insider wissen natürlich,

dass H-Milch im Sinne des Ernährungsforschers Kollath ('Lasst die Nahrung so natürlich wie möglich') getrost als tote Nahrung bezeichnet werden darf. Sie ist tot wie eine Leiche, die man sicherheitshalber noch mal erschossen hat."

Dem aufmerksamen Leser wird auffallen, dass auch Dr. Bruker zu radikalen Formulierungen neigt, wenn es um die Milch geht. Gegen die falschen Werbeaussagen hat er leider stets vergebens gekämpft. Inzwischen besteht die Hoffnung, dass immer mehr Menschen sich selbst informieren und sich ihre eigene Meinung bilden. Dazu soll dieses Buch einen Beitrag leisten.

Dr. med. M. O. Bruker: Industriemilch macht uns krank.
Die Schädlichkeit nicht naturbelassener Milch
Die Milchwirtschaft wirbt auf unlautere Art mit Gesundheit. Gerade die geht aber durch den weißen Saft bei vielen Menschen verloren.

Meine ärztliche Erfahrung zeigt, dass etwa ein Drittel der Kleinkinder empfindlich auf Kuhmilch reagiert. Ständige Infektanfälligkeit, dicke Mandeln, „Rotznasen", sogenannte Allergien, Neurodermitis, Ekzeme und Heuschnupfen sind die Folge. Wird die Milch weggelassen, tritt Besserung ein.

Auch bei Erwachsenen ist der Verzehr von artfremdem, tierischem Eiweiß von Nachteil. Kuhmilch wird gern als „unverzichtbare" Calciumquelle beworben. Angeblich können Vegetarier ihren Calciumbedarf ohne Milch nicht decken. Dieses stimmt natürlich nicht, denn alle Lebensmittel – Getreide, Gemüse, Obst, Nüsse – enthalten Calcium.

Es ist die Milchwirtschaft, die den Stoff Calcium benutzt, um für die Milch kräftig Werbung zu machen. Da bekannt ist, dass die Härte des Knochens auf der Einlagerung von Kalksalzen beruht, die Knochenbrüchigkeit zunimmt, ebenso ganz allgemein die Erkrankungen des Bewegungsapparates, die Milch aber wiederum Calcium enthält, wird sie als „unverzichtbare Calciumquelle" beworben. Es wird dabei der Eindruck erweckt, als ob die zahlreichen anderen Lebensmittel nicht genügend Calcium enthielten. Wer sich vitalstoffreich ernährt, deckt nicht nur seinen Calciumbedarf, sondern führt sich mehr davon zu, als er pro Tag benötigt. Im Gegensatz zur Milch hat er dadurch nur Vorteile. Wenn also bei der Milchwerbung der Eindruck erweckt wird, als ob der Mensch seinen Calciumbedarf ohne Milch nicht decken könnte, so muss die ehrliche Aufklärung, die frei ist von wirtschaftlichen Interessen, betont darauf hinweisen, dass der Mensch mit jedem natürlichen Lebensmittel seinen Calciumbedarf decken kann. Es lohnt sich, auch das Buch von Dr. Bruker „Unsere Nahrung, unser Schicksal" zu lesen.

Hans-J. Peters, Begründer der Vegan-Bewegung in Deutschland, Österreich und der Schweiz, schreibt im Lebenskunde-Magazin 5/89
Ich muss der Behauptung, „Milch und Milchprodukte seien wertvolle lebendige Nahrung, auf die wir nicht verzichten können", entschieden widersprechen. Eine Kombination aus roher Pflanzenkost mit Milch und Milchprodukten entwertet die Sonnenkost. Wer reine Sonnenkost zu sich nimmt, ohne Tierprodukte, strahlt gesunde Energie aus. Nimmt er aber Milch und Milchprodukte zu sich, so schwächt das Energiefeld stark ab. Offensichtlich braucht der Verzehr von Milchprodukten mehr Energie, als daraus gewonnen wird. Deshalb kann Milch nicht als geeignetes Lebensmittel benannt werden. Es beginnt schon damit, dass die schwangere Frau ihr ungeborenes Kind schädigt, indem sie wegen des Kalziumaberglaubens viel Milch und Milchprodukte zu sich nimmt. Das ungeborene Kind wird bereits mit Eiweiß überfüttert, wird zu groß und kann nicht mehr natürlich entbunden werden. Wer sowohl körperlich als auch psychisch gesund leben will, sollte sich von Tierprodukten trennen.

Ich erkläre ausdrücklich, dass ich nicht gegen die milchproduzierende Landwirtschaft eingestellt bin, wohl aber für die Gesundheit der an Arthrose erkrankten Leserinnen und Leser. Wer gesund ist, kann auch weiterhin Milch trinken. Wenn aber Krankheiten sich häufen, wie Schnupfen, Erkältung, Grippe und Allergien, dann ist es angesagt, Milch und Milchprodukte zu meiden. Meist verschwindet dann diese Neigung, all zu oft krank zu werden.

Wer jetzt noch Zweifel hat, der möge getrost weiterhin Milch trinken, soll sich aber nicht beschweren, wenn unsere ganzheitliche Arthrose-Therapie (GAT) bei ihm nicht funktioniert.

Als Ersatz für Kuhmilch verwenden wir, wenn wir es denn brauchen, Haferdrink oder Reismilch. Beide sind im Aussehen der Kuhmilch ähnlich und bieten auch einen nicht allzu weit davon entfernten Geschmack. Fragen Sie danach in Ihrem Reformhaus oder Naturkostladen.

Professor Dr. med. Walter Hartenbach:
Die Cholesterin-Lüge
Das Märchen vom bösen Cholesterin
2004, 18. Aufl., 160 Seiten Broschur, Herbig - Gesundheitsratgeber,

Schon mein alter Freund Max Otto Bruker sagte: „Alles, was Sie über die Schädlichkeit der Butter hören, ist nichts weiter als Margarine-Reklame". Und in der Tat kämpft die Wissenschaft vergeblich gegen die falsche Darstellung des Cholesterins durch die Margarine- und Pharmaindustrie. Eindeutig fehlt das Wissen - und das betrifft nicht wenige der akademisch gebildeten Ärzte - um die Bedeutung des Stresshormons Cortisol, das sich aus Cholesterin entwickelt und alle wesentlichen Stoffwechselvorgänge steuert. Hartenbach führt über 80 stichhaltige Veröffentlichungen und eigene Beobachtungen an.

Cholesterin ist ein wertvoller Baustein des Körpers und in jeder Form gesundheitserhaltend und ohne Einfluss auf die behauptete Entwicklung von Arterienverkalkung und Herzinfarkt, wofür nicht die geringste wissenschaftliche Basis vorliegt. Vielmehr ist es am gesamten Stoffwechselgeschehen, am Eiweiß-, Hormon-, Elektrolyt- und Vitaminhaushalt sowie an der Freisetzung aller energetischen Substanzen beteiligt. Die Senkung des Cholesterinspiegels mit Medikamenten ist gefährlich, senkt die Lebenserwartung, macht impotent und sexuelle Unlust, ist oft sogar tödlich, löst Infarkte aus, ja sie erhöht das Krebsrisiko. Denn Krebskranke haben einen extrem niedrigen Cholesterinspiegel. Wegen des Einflusses auf die Vitamin-D-Produktion ist die Senkung des Cholesterins von nicht geringem Einfluss auf die Entwicklung einer Osteoporose. Auch Sportler können von dem Buch profitieren. Hochleistungssportler wie z.B. Marathonläufer werden gewarnt, zuviel zu trinken. Nicht nur Wasser muss ersetzt werden, sondern vor allem Elektrolyte.

Von der Industrie bezahlte Zweckwissenschaftler, die Lipid-Liga und Arteriosklerose-Stiftungen fordern tatsächlich die ständige Überprüfung der Bevölkerung von Jugend an und laut Hartenbach liegt der Höhepunkt des von der Industrie gesteuerten Unsinns in der Behauptung, 80 Prozent der Bevölkerung seien cholesterinkrank und mit Cholesterinsenkern zu behandeln. Man lese dieses Buch und überzeuge sich selbst und mache sich nicht zum gesundheitlichen Angst-Opfer von Meinungsmache. Man lerne lieber, dem Stress im häuslichen und im Arbeitsbereich sinnvoll zu begegnen.

Was ist das beste Getränk? Wasser

Es folgen Zitate und Verkürzte Auszüge aus dem Buch „Wasser, das größte Gesundheitsgeheimnis", (von Dr. Paul C. Bragg, der noch viele andere Titel veröffentlicht hat, gibt es in jeder Buchhandlung zu kaufen.)

„**Organische Mineralien** sind unumgänglich, um uns lebendig und gesund zu erhalten. Würden wir auf eine unbewohnte Insel verbannt, wo nichts wächst, so würden wir den Hungertod sterben. Obwohl der Boden unter unseren Füßen 16 anorganische Mineralstoffe enthält, kann unser Körper diese nicht wirksam genug aufnehmen und verarbeiten, um unser Leben zu erhalten. Nur lebende Pflanzen haben die Fähigkeit, anorganische Mineralstoffe wie Calcium, Natrium, Magnesium und Metallverbindungen aus der Erde aufzunehmen und in ihre Zellen einzubauen.

Als ich vor einer Reihe von Jahren an einer Expedition in China teilnahm, litt ein Teil des Landes an Dürre und Hungersnot. Mit meinen eigenen Augen sah ich arme, verhungernde Menschen Erde erhitzen und essen, da es keine Nahrung gab. Sie starben eines qualvollen Todes, da sie keinerlei Nährwert aus den anorganischen Mineralstoffen der Erde erhielten.

Seit Jahren höre ich, dass gewisse Wasser „reich an allen nötigen Mineralien" seien. Welche Art Mineralien sind hier gemeint? Anorganisch oder organisch? Menschen haben nicht den gleichen chemischen Haushalt, den eine Pflanze hat. Ich wiederhole nochmals – **nur eine lebende Pflanze ist in der Lage, ein anorganisches Mineral in ein organisches Mineral zu verwandeln!** *In dem Buch „Wasser, das größte Gesundheitsgeheimnis" werden Sie erfahren, welchen Schaden anorganische Mineralstoffe Ihrem Körper und Ihrem Gehirn zufügen können.*

Ich zitiere weiter. Mein Vater kaufte Viehfutter mit der Bezeichnung „Das wertvolle Mineralviehfutter". Es sollte

Kalzium, Magnesium und andere wichtige Mineralsalze enthalten, jedoch alle stammten aus anorganischen Quellen: kohlensaurer Kalk, kohlensaures Magnesium usw., meist von pulverisiertem Kalkstein. Aber unser Vieh weigerte sich, dieses so genannte „Kraftfutter" zu fressen! Ihr unverdorbener natürlicher Instinkt hat sie davor bewahrt, den pulverisierten Kalkstein als Nahrung zu akzeptieren." (Seite 41 bis 43)

„Es besteht eine klare Trennungslinie zwischen organischen und anorganischen Mineralien. Obwohl die chemische Analyse die gleiche ist, egal ob sie in der Luft, in der Erde, in den Pflanzen oder Tieren vorkommen. Nur durch den Lebensprozess der Pflanzen werden die Bestandteile der Luft und des Bodens vitalisiert (lebendig gemacht). Nur diese Eigenschaft der Vitalität unterscheidet zum Beispiel das Eisenatom in den roten Blutkörperchen von dem in anorganischem Eisen oder in Zubereitungen aus anorganischem Eisen. **Sie können jahrelang an Eisennägeln lutschen und doch nie etwas organisches Eisen daraus gewinnen, um Ihr Blut aufzubauen.** Essen Sie dagegen frisch gepflückte, reife Brombeeren, so erhalten Sie organisch gebundenes Eisen, das von Ihrem Blut benutzt werden kann und das sich in Ihre Körperzellen einbauen lässt.

Die Anordnung der Atome, die ein Eisenmolekül bilden, ist die gleiche bei dem Eisennagel wie bei dem Eisen in den Brombeeren. Aber bei dem Eisen in den Brombeeren handelt es sich um Organisches. Nur durch die wundervolle Fähigkeit der Photosynthese wandelt die lebendige Pflanze die inerten *(leblosen)* anorganischen Mineralien in organische Mineralstoffe um. Diese *(und nur diese)* kann dann der Mensch verwenden, um sich am Leben zu erhalten.

Natürlich wird der Chemiker in den Mineralien der „Asche" die gleichen Eigenschaften finden, wie in den Mineralien aus dem Erdboden. Aber die subtilen, unwägbaren Kräfte – **Lebenselektrizität** - entgehen ihm. Diese können nicht durch Laborvorgänge wie Kondensation oder Extraktion isoliert werden. Das ist der Grund dafür, dass 60 – 70 % Ihrer Nahrung aus frischen, lebenden rohen Früchten und Gemüse bestehen sollte. Diese sind nämlich die großen Lieferanten der unwägbaren Kraft – der Lebenselektrizität." (S. 121 – 123)

„Trinken Sie kein Mineralwasser", sagt Dr. Paul C. Bragg in seinem Buch „Wasser, das größte Gesundheitsgeheimnis". „Erlösung oder zumindest Linderung von Schmerzen durch Baden in warmem Mineralwasser – jawohl! Entgiftung des Körpers durch Baden in Mineralwasser – jawohl! Aber das Trinken dieses anorganischen Mineralwassers bringt nur ernsthafte Schwierigkeiten." (Seite 94 seines Buches)

„Oft hört man sagen, dass ein gewisser Brunnen oder ein Wasser große Eisenmengen enthalten würde. Jawohl, sicher ist hier anorganisches Eisen enthalten. Aber der Körper kann das anorganische Eisen nicht verwenden – tatsächlich ist es sogar für ihn schädlich und gefährlich. Es kann zu allen möglichen Steinbildungen in lebenswichtigen Organen führen. Es kann die Gelenke verkalken und die Blutgefäße verstopfen. Ich warne nochmals: **Führen Sie Ihrem Körper keine anorganischen Mineralien zu."** (Seite 130)

Wir besitzen seit einiger Zeit eine Umkehrosmoseanlage. Damit sind für unseren Haushalt alle Wasserprobleme beseitigt. Der Einkauf von stillem Mineralwasser und damit auch das schleppen von Wasserkisten aus dem Getränkeshop entfällt. Dadurch macht sich die Anlage nach etwa zwei Jahren bezahlt. Eine lohnende Anschaffung also.

Säfte sind gesund, für gesunde Menschen zweifellos. Wir wollen aber, so lange wir noch nicht völlig schmerzfrei sind, keine Säfte trinken, keine frischgepressten und schon gar nicht aus der Flasche. Warum? Weil Säfte ein Konzentrat aus der Frucht sind, können sie säurebildend wirken. Wir brauchen die ganze Frucht und die nur im Fruchtfleisch enthaltenen Fermente, die erforderlich sind, um Vitamine und Mineralien für den Körper verwendbar zu machen. Später, aber erst wenn wir unsere Arthrose überwunden haben, kann es sinnvoll sein, frische Obst- und Gemüsesäfte zu trinken.

Empfehlung bei Gicht
„Wenn diese Krankheit sie trifft, so ist der erste Schritt zu fasten! Fasten Sie mindestens eine Woche lang mit dampfdestilliertem Wasser (warm oder kalt). ... Das Trinken großer Mengen reinen, dampfdestillierten Wassers hilft den Nieren, sich selbst zu reinigen und verhütet oft die Bildung von Nierensteinen." (Seite 99 im Buch von Paul C. Bragg)

Anmerkung des Autors: Das Wasser aus der Umkehr-Osmose-Anlage ist ebenso geeignet.

Habe ich Sie jetzt gelangweilt? Trösten Sie sich, die genannten Bücher habe ich ganz gelesen, Wenn Ihnen die Auszüge nicht reichen, dann sollten Sie das auch tun. Auch die Bücherliste im Anhang bietet Ihnen noch reichlich Lesestoff. Je mehr wir wissen, umso leichter fällt uns das neue Denken. Sie werden noch merken, dass Sie ein solides Basiswissen brauchen, denn Nachbarn und „gute" Freunde werden versuchen, Ihnen diese neue Lebensweise auszureden. Niemand wird gern zugeben, dass sein bisheriges Wissen falsch ist, dass er Rattenfängern nachgelaufen ist, die nur ihren Profit im Sinn haben, ohne Rücksicht auf unsere Gesundheit. Ich wurde krank, weil auch ich auf dieses falsche Werbegeschwätz hereingefallen bin. Wichtigtuer werden wissenschaftliche Untersuchungen als Beweis anführen. Diese Untersuchungen gibt es wirklich, aber sie wurden von denen bestellt, die von dem vorausbestimmten Ergebnis profitieren.

Mein Biologielehrer erklärte uns schon in der vierten Klasse, dass nur die Pflanze in der Lage ist, mit Hilfe von Sonnenlicht und dem Chlorophyll ihrer Blätter, die in der Erde enthaltenen Mineralstoffe in biologisch verwertbare Aufbaustoffe umzuwandeln. Dieses Wissen ist schon sehr alt und es ist nicht etwa verloren gegangen, nein, es wurde zugeschüttet und mit falschen Aussagen übertüncht.

Nachdem ich selbst den Wandel zur gesünderen Ernährung geschafft hatte, besserte sich nicht nur meine Arthrose, sondern auch die mich seit Jahren plagenden Allergien sind inzwischen verschwunden. Selbst über die angeblich chronische Gastritis muss ich heute nicht mehr klagen. So schaffte ich es nicht, Zeitungsberichte über Pollenflug oder Gelenkersatz unwidersprochen zu lassen. In Leserbriefen schrieb ich mir meinen Unmut von der Seele und berichtete über meine eigenen Erfolge. Dem folgte jedes Mal eine Flut von Leserzuschriften, die alle genaueres über meine Methode erfahren wollten. Das brachte mich auf die Idee, eine Selbsthilfegruppe in Leben zu rufen.

Mit der Arthrose-Selbsthilfe habe ich jetzt eine Plattform, die mir den Zugang zu noch mehr Betroffenen ermöglicht. So können wir in größerem Kreis interessante Themen diskutieren, unser Wissen ständig erweitern und uns über die erzielten Erfolge freuen. Ja, auch ich muss mein Wissen ständig erweitern und so kann es nicht ausbleiben, dass ich einige meiner früheren Aussagen heute korrigiere. Das ist in diesem Buch geschehen.

Mein Vortrag zum Thema Ursache

Viele von uns besitzen ein Automobil und wissen, dass es manchmal nicht so funktioniert, wie es soll. Dann muss der Mechaniker erst einmal nach der Ursache suchen. Solange wir die Ursache nicht kennen, nutzt es nichts, die Radaufhängung auszutauschen, wenn es vielleicht am Getriebe liegt.

Auch beim Menschen müssen wir zunächst nach der Ursache suchen, denn es nutzt nichts, den linken Lungenflügel zu entfernen, wenn es an der Leber liegt. Aber die Vergleichbarkeit mit dem Automobil oder einer Maschine hört bei der Frage nach der Ursache auch schon auf, denn der menschliche Organismus kann körperliche Schäden selbst reparieren, das kann eine Maschine nicht.

Als ich mit 49 Jahren wegen der Schmerzen in Knie und Hüfte zum Arzt ging, sagte der mir: „Das ist Verschleiß, da kann man nichts machen, damit müssen Sie leben. Wenn Sie 10 Jahre älter sind, kann man die Gelenke austauschen, aber dazu sind Sie noch zu jung. Gegen die Schmerzen kann ich Ihnen Tabletten geben".

Als ich mich von diesem Schock erholt hatte, fing ich an, nachzudenken. Dabei wurde mir klar: „Das kann so nicht richtig sein. Mein Körper heilt sich doch selbst, warum wächst mein Knorpel plötzlich nicht mehr nach?" Freunde halfen mir, einen Weg zu finden, von dem ich zuvor noch nie etwas gehört hatte; den Weg zur Erfahrungsheilkunde. Viele Bücher und Schriften habe ich dann gelesen, an Seminaren mit Erfahrungsaustausch teilgenommen und ich bin Mitglied in einer Selbsthilfegruppe geworden. Dann erfuhr ich von einer Theorie, die zwar wissenschaftlich nicht bewiesen ist, die aber, bei richtiger Anwendung, vielen Menschen schon geholfen hat. Ist es nicht erstaunlich, dass etwas helfen kann, obwohl es wissenschaftlich nicht anerkannt ist?

Frau Professor Dr. med. Karin Kraft, damals noch Privatdozentin an der Medizinischen Poliklinik der Universität Bonn, schreibt mir im April 2001: „Sie wissen ja sicher, dass dieses Jahrzehnt zum Jahrzehnt der Arthroseforschung ausgerufen worden ist. Insofern ist deutlich, dass die Ursachen der Arthrose in der wissenschaftlichen Medizin nicht bekannt sind."

Wenn unsere Wissenschaftler bei der Suche nach einer Ursache erfolglos sind, dann könnte das an einer falschen Denkweise liegen. So schreibt Dr. med. H.-G. Schmidt in seinem Buch: „So hilft die Natur bei Arthrosen": „Erfolglos sind unsere Wissenschaftler bei chronischen Krankheiten, wie zum Beispiel Arthrose, Bluthochdruck, Diabetes und anderen, weil sie noch immer nur nach den Symptomen schauen, anstatt nach der Ursache zu suchen."

So konzentrieren sie sich bei Arthrose auf den geschädigten Knorpel, spritzen Gleitmittel in den Gelenkspalt, transplantieren Knorpelteile, und wenn das alles nicht hilft, sägen sie das Gelenk heraus und setzen eine Prothese ein, was auch keine Heilung ist. Die Ursache der Krankheit kennen sie nicht. Die könnten sie finden, wenn sie den Menschen als Ganzes betrachten, aber das ist in der medizinischen Wissenschaft noch nicht immer üblich.

Die herkömmliche Denkweise

Gesundheit fängt im Kopf an, das sage ich immer wieder. Wie denkt man in der Schulmedizin? Linear-kausal-analytisch nennt man die Denkweise, die der französische Philosoph Descartes mit seinen „Regeln der reinen Vernunft" aufgestellt hat. Das gilt heute noch, obwohl Herr Descartes vor 350 Jahren gestorben ist, und so sieht es aus:

Schmerz --⇒-- Gelenk --⇒-- Knorpelschaden --⇒-- Verschleiß

Das bedeutet in der Reihenfolge von links nach rechts:
Der Patient hat Schmerzen . Er zeigt auf sein Gelenk : „Da tut es weh"! Der Arzt erkennt einen Knorpelschaden und sieht darin die Ursache für den Gelenkschmerz.

Also wird der Knorpel behandelt, wie oben beschrieben. Weil man damit aber nicht die Ursache des Knorpelschadens behandelt, kann es zu keiner dauerhaften Heilung kommen. Das gilt auch für alle anderen Maßnahmen, die sich auf den Knorpel konzentrieren. Also lautet die Diagnose: „Verschleiß" mit der zusätzlichen Erklärung: „Das ist natürlicher Verschleiß, altersbedingt oder Abnutzung. Da kann man nichts machen, damit müssen Sie leben", denn bei dieser Denkweise kann man zu keinem anderen Ergebnis kommen. Der Arzt will aber helfen und rät zu einem Gelenkaustausch. Das ist zwar keine Heilung, aber die Schmerzen können damit für etwa 15 Jahre verschwinden. So lange hält ein Kunstgelenk im Durchschnitt.

Die andere Denkweise

In der Naturheilkunde ist man sich einig, dass der menschliche Organismus zu vielfältig ist, als dass man den ursächlichen Zusammenhang einer Krankheit schon im ersten besten Symptom finden könnte. Das sagt auch Dr. Schmidt in seinem Buch: „So hilft die Natur bei Arthrosen". Er hält die ganzheitlich-multikausal-vernetzte Denkweise für erforderlich, um der Ursache einer Erkrankung auf die Spur zu kommen. Wenn wir das in einer Grafik darstellen, sieht es so aus:

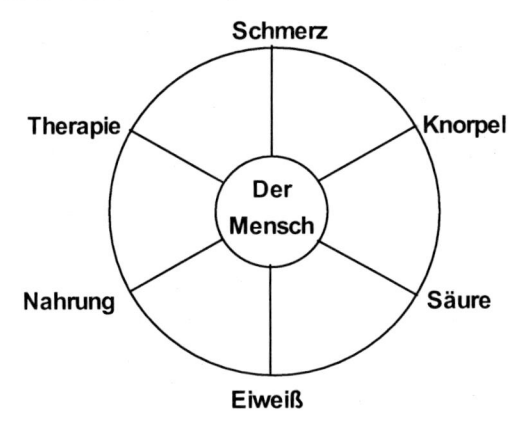

Bei dieser Denkweise steht der Mensch im Mittelpunkt. Sollte nicht immer der Mensch als Ganzes im Mittelpunkt stehen? Beginnen wir mit der Betrachtung wieder beim Schmerz, und folgen dem großen Kreis im Uhrzeigersinn so wird deutlich, dass wir uns bei jedem Schnittpunkt immer wieder auf das Zentrum, also auf den Menschen konzentrieren. Dort suchen wir nach der Ursache, nach einer Antwort auf die Frage:

„**Warum**".

Und nur, wenn wir den Menschen ganzheitlich betrachten und untersuchen, können wir auch nur dort eine Antwort finden. Warum ist der Knorpel geschädigt? Warum wächst er nicht wieder nach? Bei der ganzheitlichen Untersuchung erkennen wir, dass der Organismus übersäuert ist. Das ist der nächste Punkt im Umfang dieser Grafik, den ich mit Säure gekennzeichnet habe. Das ist die Antwort auf die ersten beiden Fragen, denn Säure zerstört den Knorpel und verhindert das Wachstum neuer Knorpelzellen.

Wunderbar, werden Sie denken, jetzt haben wir die Ursache. Säure lässt sich neutralisieren, also her mit den Säureblockern, dem Rebasit, dem Basica.

Aber auch Übersäuerung ist nicht die Ursache, sondern nur eine Stufe auf dem Weg dorthin. Es ist also nicht sinnvoll, nur die Säure zu neutralisieren, was medizinisch möglich, aber falsch wäre, denn die nächste Frage ist noch nicht beantwortet:

„Warum ist der Organismus übersäuert?" Professor Lothar Wendt hat die Antwort gefunden. Eine ganzheitliche Untersuchung wird zu dem Ergebnis führen, dass der Organismus mit Eiweiß überfüttert wurde. Dieses Problem hat er in seinem 1984 erstmals erschienenen Buch „Die Eiweißspeicherkrankheiten" überzeugend dargestellt. Eine derartige Eiweißmast ist nur mit Fleisch und anderen tierischen Produkten möglich, weil nur diese das Eiweiß in hoher Konzentration enthalten.

Dass unter anderem auch große Eiweißmengen im Organismus eine erhöhte Säureproduktion auslösen, ist bereits bekannt.

Damit sind wir bei einem weiteren ursächlichen Zusammenhang (Kausalität). Wenn wir dann aus der Erkenntnis, dass der Fehler in der Nahrung liegt, eine Therapie konstruieren, in der dieser Fehler berichtigt wird, ist eine Heilung denkbar. Das sagt auch Dr. med. H.-G. Schmidt in seinem Buch: „So hilft die Natur bei Arthrosen".

Die Erfahrung mit dieser einfachen und logischen Therapie hat gezeigt, dass der Schmerz – und damit schließt sich der Kreis – schon nach wenigen Wochen nachlässt und nach längerer Behandlung sogar ganz verschwindet.

Den Arzt brauchen wir dabei nur für die Diagnose. Die Heilung, oder zumindest eine erhebliche Besserung, erreichen wir dann ohne medizinische Mittel, ohne Medikamente, wobei aber weitere Maßnahmen wie physikalische- und Bewegungstherapie förderlich sein können. So gesehen ist Arthrose keine Erkrankung, die orthopädische oder chirurgische Maßnahmen erforderlich macht. Hier ist der Ernährungswissenschaftler oder Ernährungsberater gefragt, sie ist eine Stoffwechselkrankheit.

Was sagt ein Philosoph?

Wieder sind wir beim Thema „Denken". Da habe ich gerade ein neues Buch aufgeschlagen, von Dr. rer. nat. Harald Zycha: „Organon der Ganzheit", und finde als ersten Satz in der Einführung: „Die Zeichen der Zeit drängen auf eine Wende im wissenschaftlichen Denken und Handeln der Menschen." Und weiter hinten:

„Das Umdenken in der Schulmedizin wird noch erschwert durch die nur allzu bekannte Neigung etablierter Wissenschaftssysteme, sich hinter den Mauern der dogmatischen Scholastik zu verbarrikadieren."

Und der Autor wird noch deutlicher: „Wer heute abseits der geltenden naturgesetzlichen Vorschriften Fragen stellt, erscheint, sofern er überhaupt zur Kenntnis genommen wird, naiv, bis zur Lächerlichkeit. Und das nicht nur vor der „orthodoxen" Wissenschaftler-Gemeinschaft, sondern auch vor dem ganzen Laienvolk, das an seine wissenschaftliche Führungselite so fest glaubt wie nie zuvor. *(Warum eigentlich? Die schwerwiegenden Fehler der Wissenschaft beginnen nicht erst bei Contergan und hören beim BSE-Skandal nicht auf).*

Die Studierenden akzeptieren alle Theorien wegen der Autorität des Lehrers und des Lehrbuches, nicht auf Grund von

Beweisen. Sie haben auch keine andere Wahl. Im Interesse der Institution, die sie ausbildet, und die damit ihre eigene Erneuerung sichert, haben, ganz nach Darwin, nur jene eine Chance auf einen erfolgreichen Studienabschluss, die alles kritiklos in sich aufgenommen haben. Und nur jenen wird dann die Autorität zuteil, wieder Naturwissenschaft zu lehren, und so fort."

Wenn das wirklich so sein sollte - ich mag es gar nicht glauben - dann bedeutet das die Fortschreibung eines einmal entstandenen Denkfehlers für alle Zeiten.

In der Schulmedizin, die sich angeblich auf wissenschaftlich gesicherte Maßnahmen stützt, kennt man die Ursache nicht. Warum eigentlich? Kann nicht auch aus der Erfahrung gelegentlich mal eine wirksame Heilmethode hervorgehen?

Dort sagt man zwar, das sei Verschleiß, aber das ist keine Ursache. Das mag auch daran liegen, dass Ärzte in ihrer Ausbildung über Ernährung nichts lernen, wie Dr. Bruker, der viele Bücher über Ernährung geschrieben und in Lahnstein eine Fachklinik gegründet hat, in einem seiner Vorträge sagte. Nach meiner Kenntnis gibt es in Deutschland nur in Rostock und in Ulm einen Lehrstuhl für Naturheilkunde, aber die Berufsbezeichnung Facharzt für Ernährungsmedizin gibt es bis heute nicht. Ob dort die Erkenntnisse des Professors Lothar Wendt gelehrt werden, die uns so erstaunliche Erfolge bringen, ist sehr fraglich, denn erst kürzlich hat ein Facharzt für Orthopädie gesagt, dass er seine Praxis schließen könnte, wenn er immer nur auf die Ernährungsfehler seiner Patienten hinweisen würde.

Das mag aber auch daran liegen, dass die Forderung nach Messbarkeit überbewertet wird, eine Forderung, die auf der naiven Vorstellung des heutigen Materialismus beruht: „Was ich nicht sehen, nicht messen, nicht vergleichen kann, das gibt es nicht". Uns, und allen leidenden Patienten, reicht das Ergebnis, die eingetretene Besserung nämlich, als Beweis aus. Das sind Erfahrungswerte und Dr. Zycha fordert, „das Prinzip Erfahrung" wieder höher zu bewerten.

Wir meinen übrigens, dass es keinen Verschleiß im Sinne von Abnutzung gibt. Statt von Verschleiß sollte man besser von einem Säureschaden oder einem Säurefraß sprechen. Unsere Denkweise basiert also auf dem Prinzip Erfahrung. Dieses Prinzip dürfen wir nach Dr. Zycha - für alle Zeiten als unveränderlich fest und gültig voraussetzen. Daran ist nicht zu rütteln. **Wenn wir spüren, dass der Schmerz verschwunden ist, dann ist er weg, dazu brauchen wir keinen wissenschaftlichen Beweis. Unser subjektives Empfinden steht über jeder wissenschaftlichen Theorie.** Wenn die Wissenschaftler von ihrer Forderung nach einer randomisierten Doppelblindstudie nicht lassen können, dann ist es an der Zeit, dass sie über die Wirklichkeitsferne ihrer Dogmen nachdenken. Dann ist es Zeit für den anfangs erwähnten Wandel im Denken und Handeln der Menschen.

Mitmachen ohne Risiko

Es ist jedem freigestellt, sich an unserem Konzept zu beteiligen. Für die Allgemeingültigkeit haben wir einen ganz wichtigen Faktor: Eine Gefährdung der Gesundheit ist bei diesem Ernährungsplan undenkbar.

Die Ernährungsumstellung steht im Vordergrund, aber sie allein reicht nicht aus. Wir brauchen auch regelmäßige Bewegung, frische Luft, Sonnenlicht, sauberes Wasser und eine ausgeglichene seelische Grundhaltung, also eine im Ganzen gesunde Lebensführung (Diätetik nennen das die Fachleute).

Auf dem Gesundheitstag 2000 in Berlin wurde eine Änderung im Gesundheitssystem gefordert, eine Gesundheitsbewegung von unten und eine ganzheitlich integrierte Versorgung. Nötig sei eine Vernetzung aller Gesundheits- und Patienten-Initiativen. In diesem Sinne suchen wir die Zusammenarbeit mit Ärzten. Die könnte so aussehen, dass sie ihren Arthrosepatienten möglichst frühzeitig empfehlen, sich an unsere Selbsthilfegruppe zu wenden. So machen das schon einige Ärztinnen und Ärzte aus unserer nordhessischen Region.

Für unsere Teilnehmer ist es nicht wichtig, ob die Methode, mit der sie ihre Schmerzen loswerden, wissenschaftlich anerkannt ist, oder nicht. Hauptsache, sie werden gesund, das reicht ihnen. Unser Ziel ist es aber, die ganze Bevölkerung über unsere Erfolge zu informieren. Dazu ist es wünschenswert, dass Wissenschaftler sich endlich einmal mit dieser Thematik beschäftigen und ihre Arbeiten öffentlich machen.

Dabei gibt es aber ein Problem, das vermutlich nur sehr schwer zu bewältigen ist. Nur wenn das Ergebnis einer Studie einen finanziellen Vorteil erwarten lässt, werden Wissenschaftler sich damit beschäftigen. Unsere Ernährung ist aber heute billiger als früher und zusätzliche Ausgaben sind nicht erforderlich. Niemand kann damit einen Gewinn erzielen. Der Ruf nach einem wissenschaftlichen Nachweis verhallt also ungehört. Das wissen auch alle, die grundsätzlich gegen unsere Maßnahmen eingestellt sind. Um so lauter fordern Sie von uns den wissenschaftlichen Beweis, den sie selbst nicht erbringen wollen.

Dagegen ist der Einbau von künstlichen Gelenken ein gutes Geschäft, auch ohne wissenschaftliche Bestätigung. Weil es auch den Patienten hilft, ihre Gelenkschmerzen zu lindern, werden die sich so bald nicht beklagen. Ob sie aber noch so zufrieden sind, wenn nach 15 Jahren eine zweite Operation fällig ist, bleibt offen. Wäre es da nicht richtig, sie vorher darüber zu informieren, dass es vielleicht noch einen anderen Weg gibt? Ich warte noch auf den Patient, der nach einer Gelenkoperation seinen Arzt wegen Körperverletzung verklagt, weil er ihn vorher nicht über die ganzheitliche Arthrose-Therapie (GAT) informiert hat. (in Belgien bereits geschehen.)

Hilft diese Lebensweise auch sonst?

In den Erfolgsberichten unserer Mitglieder überrascht uns oft die Feststellung, dass außer der Arthrose so ganz nebenbei auch andere Erkrankungen sich gebessert haben oder sogar verschwunden sind. So berichteten einige, dass ihr Blutdruck, der früher so hoch war, dass sie Tabletten nehmen mussten, jetzt ganz normal geworden ist und keine Tabletten mehr nötig sind. Der Grund dafür ist leicht erklärt.

Wenn die allerfeinsten Blutäderchen, die Kapillaren, die auch Haargefäße genannt werden, durch Eiweißablagerungen stark verengt sind, können sich die roten Blutkörperchen nur mit großer Mühe noch hindurchzwängen. Dazu ist ein höherer Blutdruck erforderlich, den das Herz durch zusätzliche

Arbeitsleistung aufbauen muss. Spätfolgen durch Überlastung des Herzmuskels sind dadurch vorprogrammiert. Das wird in dem Buch von Mayr & Stossier „Gesund leben durch die Eiweißabbaudiät" deutlich erklärt.

Zu hoher Blutdruck ist oft schon bei jüngeren Menschen ein Problem, lange bevor Arthrose oder Typ-2-Diabetes sich bemerkbar machen. Alle drei gehören zu den Zivilisationskrankheiten, wie diese Gruppe von Dr. Bruker bezeichnet wird. Professor Lothar Wendt zählt sie zu den Eiweißspeicherkrankheiten, die durch eine bei uns üblich gewordene Eiweißmast hervorgerufen werden. Oft kommen noch beruflicher Stress und andere Faktoren hinzu, was dazu führt, dass derartige Kreislaufschäden immer öfter auch schon bei immer jüngeren Menschen auftreten.

Nach Ansicht der Naturheilkunde ist es der falsche Weg, diese von der Natur als erforderlich erachtete Druckanhebung dauerhaft mit Tabletten zu senken. Besser ist es, die Eiweißablagerungen in den Kapillaren zu reduzieren. Das lässt sich mit der in diesem Buch empfohlenen Ernährungsweise relativ leicht erreichen. Sie ist also nicht nur für Arthrosepatienten hilfreich.

Auch ein zu niedriger Blutdruck reguliert sich automatisch mit dieser natürlichen Lebensweise. So konnten Teilnehmer unserer Selbsthilfegruppe, die zuvor nur mit einer Tasse Kaffee morgens auf die Beine kamen, später ganz ohne diese Starthilfe ihren Tageslauf beginnen.

Professor Thomas Wendt hat am 4. Februar 2003 in Felsberg auf dem 34. Monatstreffen der Arthrose-Selbsthilfe einen Vortrag gehalten zum Thema: „Das Konzept der Eiweißspeicherkrankheiten". In der anschließenden Fragestunde sagte er: „Wenn ich mich in die Lage eines normal ausgebildeten Mediziners versetze und ich würde in einer naturheilkundlichen Zeitung lesen, dass man mit einer einzigen Maßnahme so schwerwiegende Risikofaktoren wie Herzinfarkt, Schlaganfall, Bluthochdruck, Typ-2-Diabetes und fast alle Erkrankungen des rheumatischen und allergischen Formenkreises wirksam behandeln und beseitigen kann, dann wäre auch ich sehr skeptisch".

Was sein Vater vor einigen Jahrzehnten entdeckt und in seinem Buch „Die Eiweißspeicherkrankheiten" ausführlich und überzeugend dargestellt hat, ist eine Revolution in der Medizin. Und es umfasst genau die soeben beschriebenen Risikofaktoren. Alle werden durch den überfüllten Eiweißspeicher ausgelöst und alle sind heilbar, wenn wir den Eiweißspeicher leeren. Das erreichen wir mit der Ganzheitlichen Arthrose-Therapie (GAT). Diese wertvollen Erkenntnisse haben die Mächtigen in unserer Gesellschaft nicht übernommen, weil sie sich nicht in bare Münze umsetzen lassen.

Kürzlich sagte ein Mediziner zu mir: „Die Therapie des Professor Lothar Wendt dürfen wir in unserer Arztpraxis nicht anwenden, denn sie ist wissenschaftlich nicht belegt"

Daraufhin bat ich ihn um eine Gefälligkeit und sagte: „Ich suche die maßgebliche Studie, in der wissenschaftlich exakt die Notwendigkeit einer Endoprothese nachgewiesen wird. Nachdem jährlich über 200 000 künstliche Gelenke operiert werden, muss es diese Studie geben, denn sonst, so vermute ich, dürften unsere Ärzte diese unreversible Operation nicht ausführen. Bitte nennen Sie mir dazu auch die Quelle oder den Platz, an dem ich diese Studie einsehen kann"

Die Antwort kam umgehend: „Die eine exakte Studie, die nachweist, dass man Endoprothesen einbauen muss, gibt es meines Wissens nicht."

So ist unsere Medizinische Welt. Bei der Operation werden zwei Knochen abgeschnitten, ausgefräst und so geschädigt, dass sie nie wieder wachsen können. Irreversibel. Das ist erlaubt, auch ohne wissenschaftlichen Beleg. Eine Ernährungstherapie, die der Patient – sogar ohne seinen Arzt fragen zu müssen – zu jeder Zeit und völlig gefahrlos abbrechen, verändern oder rückgängig machen kann, soll in der Arztpraxis nicht angewendet werden dürfen? Entschuldigen Sie bitte, aber da komme ich nicht mehr mit.

Hirse,
ein Heilgeschenk der Natur

Ein Beitrag von Günter A. Ulmer

mit freundlicher Genehmigung des Autors

Die Texte dafür wurden entnommen aus dem Büchlein
Die besonderen Heilkräfte von Hafer und Hirse
und einer Schrift aus Waerland MH 4/2003 mit dem Titel
Ein Heilgeschenk der Natur, Hirse
beide von Günter A. Ulmer, Ulmer Verlag Tuningen

Die Hirse ist ein wichtiger Bestandteil der Ganzheitlichen Arthrose-Therapie (GAT). Sie enthält die für den Knorpelaufbau erforderlichen Elemente, die hier ausführlich beschrieben und erklärt werden. Der folgende Text ist eine wertvolle Ergänzung zu „Arthrose, der Weg zur Selbstheilung" und dient dem besseren Verständnis unserer Therapie.

Ein jeder sollte alles in seiner Kraft stehende tun, was seiner eigenen Gesundheit sowie der seiner Mitmenschen förderlich ist

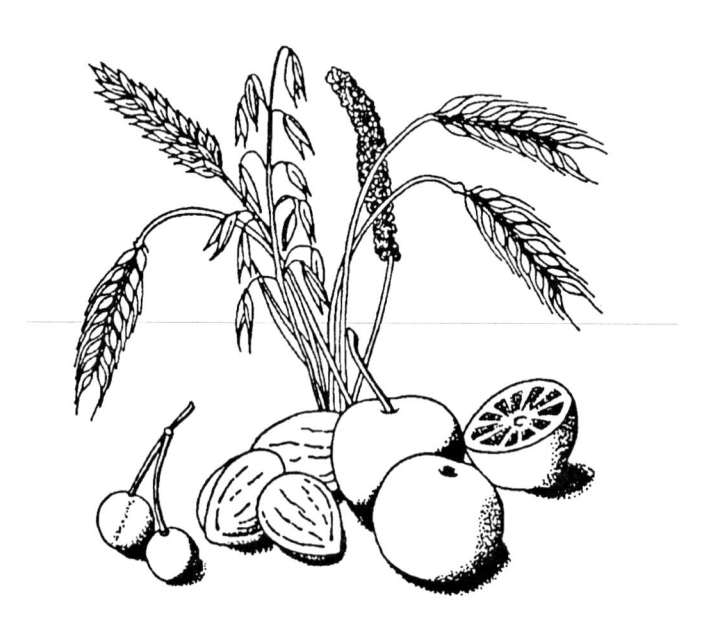

Sehet da, ich habe euch gegeben allerlei Kraut, das sich besamt, auf der ganzen Erde und allerlei fruchtbare Bäume, die sich besamen, **zu Eurer Speise.**
(1. Mose 1/29)

Die Hirse gehört - wie der Hafer - zu den Rispengräsern und war ursprünglich in Ostindien heimisch. Sie zählt zu den ältesten Kulturpflanzen und wurde in Deutschland schon in vorchristlicher Zeit angebaut.

Bis vor 100 Jahren spielte die Hirse in der Ernährung eine große Rolle, geriet aber dann in Vergessenheit. So ist es dringend nötig, sich auf ihre Werte neu zu besinnen, denn sie ist **das mineralstoffreichste Getreide der Erde**. Hirse ist ein glutenfreies Produkt, frei von Kleber-Eiweiß, das aus Glutenin und Gliadin besteht.

Hirse enthält sehr viel Kieselsäure, außerdem Fluor, Schwefel, Phosphor, Eisen, Magnesium, Kalium, Zink usw. Besonders reichlich sind die Vitamine der B-Gruppe B 1, B2, B6, Pantothensäure und Nikotinsäureamid vertreten.

Mit 59 mg Kieselsäure, 6,8 mg Eisen, 0,6 mg Fluor, 3 mg Natrium, 170 mg Magnesium in 100 g Hirse, ist sie ein guter Lieferant dieser wichtigen Mineralstoffe. Bemerkenswert ist, dass hier die Mineralstoffe, Spurenelemente und Wirkstoffe in einer feinen, bald homöopathischen, vor allem aber organischen Form vorhanden sind, welche eine Wiedergesundung von Knochen und Knorpeln positiv beeinflussen kann. Und **gerade diese feine Form wird von unserem Organismus bzw. den Körperzellen in einzigartiger Weise aufgenommen.** Er bedient sich ihrer auch insbesondere, um einseitig bestehende schlackenartige Mineralstoffstauungen rückgängig zu machen und Mineralienverluste auszugleichen.

Kieselsäure als wasserhaltige Verbindung von Siliziumdioxid stellt eine bedeutende Ursubstanz für jeden lebenden Organismus dar. Russische Wissenschaftler haben erkannt, dass kein lebender Stoff und kein Organismus ohne Kieselsäure existieren kann.

Bei den Pflanzen hat die Kieselsäure vor allem eine Aufbau- und Stützfunktion. Auch im menschlichen Körper ist die Kieselsäure ein unentbehrliches Ordnungselement. Zusammen mit Kalk hat sie in erster Linie Stützfunktion, dabei gibt die Kieselsäure vor allem Elastizität, der Kalk gibt die Festigkeit. Kieselsäure festigt auch das Bindegewebe, das als Gerüst den Organismus durchzieht und die einzelnen Organe umhüllt. Das Bindegewebe ist das Ur-Gewebe im Körper. Den Abschluss nach außen bildet die Haut, die uns wie ein Kieselmantel umschließt.

Der hohe Kieselsäuregehalt sorgt auch für glatte und frische Haut und kräftige, glanzvolle Haare. Kieselsäure und Fluor helfen bei der Gesundung der Zähne und sorgen für feste Finger- und Zehennägel.

Viele Menschen leiden an Haltungsfehlern und Haltungsschäden. Hirse könnte hier sehr hilfreich sein. Außerdem wäre sie nützlich bei vielen Lungenerkrankungen, Bronchialkatarrh und Asthma, denn Kieselsäure stärkt auch das Lungengewebe und macht es widerstandsfähig und geschmeidig. Sie gibt dem Gewebe Elastizität und Widerstandskraft.

Kieselsäure aktiviert auch die körpereigene Abwehrkraft und fördert die Bildung der Phagozyten (Fresszellen), die Viren und Bakterien im Blut und im Lymphsystem vernichten.

Mit zunehmendem Alter nimmt der Kieselsäuregehalt der Gewebe aber ständig ab. Dies äußert sich durch Faltenbildung der Haut, Bindegewebsschwäche, Krampfadern, Hämorrhoiden, Bandscheibenschäden, Haltungsschwächen, Durchblutungsstörungen, Schwindel, Müdigkeit, Ekzeme, Zahnschäden, Gelenkschäden, Gelenkentzündungen, Brüchigkeit der Nägel, Schwäche der Sinne und des Nervensystems und allergischen Erscheinungen. Auch auf das Nervensystem hat die Kieselsäure, insbesondere durch die darin enthaltenen B-Vitamine, einen weitgehenden Einfluss.

Kieselsäure ist auch unentbehrlich im Stoffwechsel, sorgt für Nachschub an Hormonen, reguliert den Wasserhaushalt und ist sogar für den Austausch der Nährstoffe mitverantwortlich.

Hirse hat auch bei allen ernährungsbedingten Mängeln Reparaturcharakter.
Hirse ist besonders gut für stillende Mütter und soll während der Heilung von Knochenbrüchen regelmäßig gegessen werden. Entzündliche Zustände - zum Beispiel der Blase - sollen unter Hirsekost oft schneller abklingen.

Leider essen die Menschen heute zu wenig kieselsäurehaltige Nahrung, oder die Nahrung stammt von mineralarmen Böden, sodass der Bedarf durch die gewohnte Nahrung nicht immer gedeckt ist.

Geheimtipp Vollwert-Braunhirse
Da die hartkieseligen Fruchtschalen der Goldhirse nicht genießbar sind, muss sie geschält werden. Neben ihr gibt es aber noch die Ur- oder Braunhirse, die nicht geschält wird. Nach der mittelalterlichen Heilkunde zu schließen, wurde sie hoch gelobt und gilt heute als Geheimtipp für alle Menschen, und nicht nur in zunehmendem Alter.

Weil die Braunhirse nicht geschält werden muss, ist sie für den Verzehr noch hochwertiger als die von Schalen befreite Goldhirse.

Die meisten Mineralstoffe und Spurenelemente haften bekanntlich an den äußeren Randschichten, die durch den Schälvorgang mit der Schale vermindert werden. Da die Braunhirse einschließlich ihrer Schalen mit der Zentrophan-Getreidemühle gemahlen wird, sind sämtliche Vitalstoffe in der gemahlenen Braunhirse enthalten. In dieser Spezialmühle wird Getreide im Luftstrom so lange herumgewirbelt, bis es staubfein gemahlen und absolut trocken ist.

In ungekochter Form werden die Nährstoffe wesentlich leichter vom Körper aufgenommen als in der erhitzten Form. Im Rohzustand konsumiert zählt die Hirse auch zu den basenbildenden Getreidesorten und beugt somit der Übersäuerung und der Entmineralisierung sowie der Verschlackung vor.

Die Braunhirse wird nur auf biologisch unbelasteten Böden kultiviert, die in bestimmter Fruchtfolge einen hohem Leguminosenanteil gewährleisten Außerdem sind bei ihr ein boden- und umweltschonender Anbau, bedarfsgerechte Pflanzenernährung und organische Düngung Voraussetzung. Die Braunhirse wird weder geklont, genmanipuliert noch einer Hybridbehandlung oder einer Züchtung unterzogen. Durch diese ganzheitliche Arbeitsweise sind die B-Vitamine, Pantothensäure, Eisen und Fluor usw. ebenfalls in ihrer Urform enthalten.

Gemahlene Braunhirse ist noch wirksamer, da Hirseflocken bei der Herstellung heiß gedämpft und stabilisiert werden. Man kann die gemahlene Braunhirse ins Müsli geben, ebenso auch in sämtliche Flüssigkeiten, wie in den Grünen Tee, als auch in Suppen.

Auch zum Keimen sind die Körner der Braunhirse geeignet. Das Keimen von Samen beweist, dass sie vom kosmischen Leben erfüllt sind. Durch das Ankeimen vervielfacht sich der Gehalt an Vitaminen um 400 bis 600 Prozent. Außerdem haben sie eine hohe Enzymaktivität, welche im ruhenden Samen noch nicht vorhanden ist.

Hirse als Basismittel bei Knochenbeschwerden
Die Hirse kann mit ihren wertvollen Mineralien im Vollwert- und Rohkostzustand Knochenbeschwerden, insbesondere Arthrose an großen und kleinen Gelenken, wie auch an der Wirbelsäule heilend beeinflussen. Natürlich sollte die Heilkraft der Roh-Hirse durch Naturkost und gesunde Lebensweise unterstürzt werden.

Erfahrungsbericht von Grete Goedecke,
Wittenhofstieg 4, 21077 Hamburg, 040-760 27 03, Vorläufiger Erfahrungsbericht

Ich bin Jahrgang 1928 und leide seit vielen Jahren unter schwerer Arthrose in beiden Kniegelenken. Anfang dieses Jahres (2004) war es soweit, dass ich trotz Einnahme der in solchen Fällen üblicherweise verordneten Schmerzmittel weder schmerzfrei gehen, stehen, liegen noch sitzen konnte. Die Höherdosierung der Schmerzmittel zeigte keine Wirkung, außer dass sie zu einem enormen Anstieg meines Blutdrucks (200/100 und mehr) führte. Dieser Blutdruck war auch mit blutdrucksenkenden Mitteln nicht wirklich in den Griff zu bekommen, weil die Schmerzmittel die senkende Wirkung wieder aufhoben. Der behandelnde Arzt riet zu einer umgehenden Operation beider Gelenke und wusste auch über gute Erfolge in einer ihm bekannten Klinik zu berichten.

Da mir diese bevorstehende Operation überhaupt nicht geheuer war, machte ich mich verzweifelt auf die Suche nach einer Alternative. Ich wusste zwar nicht was ich suchte, fand aber nach ganz kurzer Zeit Ihre Selbsthilfegruppe. Und das war ein großer Glückstreffer!

Seit Ende Februar 04 (d.h. seit ca. 5 Monaten) ernähre ich mich <u>konsequent</u> nach Ihren Ratschlägen. Ich habe in dieser Zeit 11 kg abgenommen und bin bei entlasteten Gelenken (liegen, sitzen) schmerzfrei. Kürzere Wege kann ich wieder gehen, Hausarbeit und leichte Gartenarbeit sind wieder möglich.

Natürlich bin ich nach dieser kurzen Zeit und bei dem fortgeschrittenen Stadium meiner Erkrankung noch nicht geheilt und es gibt hin und wieder mal Tage, an denen ich sage: „Es war schon mal besser". Aber insgesamt habe ich einen gewaltigen Schritt in die richtige Richtung gemacht. Dafür bin ich Ihnen und der Gruppe sehr, sehr dankbar.

Ich bin fest davon überzeugt, dass ich Ihnen in einem halben Jahr oder auch früher von weiteren Fortschritten berichten kann.

Selbstverständlich dürfen Sie meinen vorläufigen Erfahrungsbericht veröffentlichen. Er zeigt ja vor allen Dingen, dass die GAT auch in schweren Fällen und in fortgeschrittenem Alter sehr gute Erfolge hat.

Für heute habe ich nur noch eine Frage. Sie schreiben in Ihrer Broschüre „Hirseflöckli oder frisch gemahlene Braunhirse, davon <u>nur ein Teelöffel täglich</u>". Mein

Braunhirselieferant hat mir ein Infoblatt beigelegt, in dem steht: täglicher Mindestbedarf: 2 x 3 bis 4 gehäufte Teelöffel. Ich wäre Ihnen sehr dankbar, wenn Sie mir kurz mitteilen könnten, was aus Ihrer Erfahrung von dieser „hohen Dosierung" zu halten ist. (e-mail o. Tel. s.o.)

Antwort auf diese Frage: „Das Infoblatt ist richtig. Nach neueren Erkenntnissen beträgt die optimale Dosis 3 bis 6 Teelöffel Braunhirsemehl täglich".

Gerade die Kieselsäure, die ja in der Hirse reichlich vorhanden ist, bewirkt auch eine Entquellung arteriosklerotisch veränderter Gefäße und macht sie wieder elastischer; dadurch bessert sich auch die Durchblutung und zu hoher Blutdruck wird normalisiert. Gleichzeitig hemmt die Kieselsäure das Fortschreiten der Arterienverkalkung.

Professor Gotthard Schettler sprach schon Anfang der 80er Jahre davon, dass die krankhaften Gefäßveränderungen „offensichtlich rückbildungsfähig" seien. Neuerdings gelang es sogar, derartige Rückbildungen mittels spezieller Röntgenverfahren nachzuweisen (Professor Hans Kaffarnik, Universität Marburg).

Hoffnung und Hilfe bei Arthrose

Bei 75% aller Menschen über 50 Jahren und bei 90% über 70 Jahren können degenerative Gelenksveränderungen nachgewiesen werden. Etwa ein Viertel davon wird als „aktive Arthrose" behandelt. Doch die Arthrose hängt nicht unbedingt mit dem Alter oder der Abnützung zusammen. Bei der Arthrose handelt es sich um eine Stoffwechselkrankheit.

Arthrosen sind vor allem ernährungsbedingte Degenerationen. Dr. Bruker kommt zu dem Ergebnis, dass alle rheumatischen Erkrankungen ernährungsbedingt sind. Die Auffassung, dass Arthrosen der Ausdruck einer schicksalhaft bedingten Degeneration sind, ist nicht richtig. Wenn Arthrosen schon in jüngeren Jahren auftreten, werden sie zu einem sozialen

Problem, denn viele Kranke müssen vorzeitig invalidiert werden, und es entstehen hohe Kosten für die Staatskassen.

Am meisten verbreitet sind Kniegelenksarthrosen. Die Arthrose beginnt mit einer Schädigung des Knorpelgelenks und setzt sich mit einer Entzündung und Anschwellung des Gelenks fort. Wegen der auftretenden Schmerzen wird die Arthrose oft mit Rheumatismus verwechselt. Durch den Nachweis von Rheumafaktoren im Blut und im Serum lassen sich die beiden Krankheitsbilder aber voneinander abgrenzen.

Wenn sich im Körper Schlacken und Giftstoffe, die in der Regel vor allem durch einen übermäßigen Verzehr von tierischen Eiweißen und Fetten sowie von denaturierten Kohlenhydraten (Zucker und Mehl) herrühren, ansammeln, gelangen diese auch in die Schleimhäute der Gelenke und stören den örtlichen Stoffwechsel. Der Körper versucht, die Schadstoffe auszuscheiden und bildet Entzündungen, Gichtknoten, Schuppen, Ausfluss, Fieber oder Schweißausbrüche. Gelingt die Ausscheidung, geht es wieder besser. Deshalb sind eine allgemeine Entgiftung des Blutes und der Körpersäfte und eine Normalisierung des Stoffwechselgeschehens durch eine Umstellung auf eine vollwertige Ernährung unumgänglich. Sie stellt eine unserer einfachsten, aber wirkungsvollsten Waffen im Kampf gegen die Arteriosklerose und ihre Folgekrankheiten dar.

In unserem Körper wollen sich die Gewebe früher oder später laufend neu aufbauen. Es kann aber durch einen Mineralstoff- und Spurenelementmangel, der durch eine einseitige und falsche Ernährung entsteht, zu Regenerationsblockaden der Gelenkknorpelflächen kommen, der Knorpel wird also am Nachwachsen gehindert. Dadurch tritt ein langsam zunehmender Knorpelverlust ein, der Schmerzen verursachen und bis zur Unbeweglichkeit der Gelenke führen kann. Regenerieren sich aber die Gelenkknorpel, so kann der Gelenkschaden vollständig ausgeglichen und repariert werden. Hier haben Hirseflocken einen sehr positiven Einfluss. Die Hirseflocken werden vom Organismus leicht aufgenommen. Durch ihren hohen Mineralstoff- und Spurenelementegehalt kann Mineralstoffmangel rückgängig gemacht und Mineralienverluste ausgeglichen werden. Da die Vitalstoffe in einer ganz natürlichen und feinen Dosierung vorliegen, kann der Körpermechanismus die Regeneration einleiten. Werden dagegen massive und konzentrierte Gaben von isolierten Mineralien gegeben, wie sie zum Beispiel in Form von Kalzium- und Magnesiumtabletten erhältlich sind, tritt oft eine zunehmende Verschlimmerung der Situation ein.

Natürlich müssen die Hirseflocken in Rohkostqualität gegessen werden. Am günstigsten sind die Flocken, die durch ein Mahl- und Vollwertstabilisierungsverfahren nach Professor Dr. med. W. Kollath hergestellt werden. Selbst verständlich kann man die rohe Hirse auch selber mahlen. Man bekommt dann ein Hirsemehl, das man, wie die Hirseflocken, Speisen und Getränken beigeben kann.

Vermeiden Sie die Säurekatastrophe!
Erst im letzten Jahrzehnt sind nach Ausführungen und Erfahrungen von Dr. med. Berthold Kern in Stuttgart interessante Ergebnisse bekannt geworden, die ein neues Licht auf die Ursachen von Herzinfarkt und Schlaganfall legen.

Wenn sich gewisse Arterien tatsächlich an bestimmten Stellen im Körper verschließen, dann sucht der Körper neue Möglichkeiten, damit eine Umleitung funktionieren und der Blutstrom weiter in einer neuen Bahn strömen kann. Wo auch immer eine Stelle verschlossen wird, strömt das Blut auf Umwegbahnen, die sich dafür entsprechend anpassen können. Hunderte von Anschlussverbindungen vereinigen die Arterienstrecken zu einem integrierten Gesamtnetz.

Dieses Standardverhalten des Arteriennetzes setzt natürlich voraus, dass auch die Kapillaren, die feinen und feinsten Blutgefäße des Versorgungsgebietes, mit normaler Beschaffenheit normal arbeiten und gesund sind. Nach Alexis Carrel, der

1912 den Nobelpreis für Medizin erhielt, umfasst der gesamte Blutkreislauf, einschließlich Venen und Kapillaren, eine Wegstrecke von annähernd 100 000 Kilometern.

In den Kapillaren (Haargefäßen) vollzieht sich der eigentliche Stoffwechsel. Die vom Blut herangeschafften Nahrungsstoffe sollen durch ihre Wände (Basalmembran) hindurch in die Gewebe dringen und unter Mitwirkung des ebenfalls vom Blut bzw. vom Hämoglobin zugeführten Sauerstoffs oxidieren und von den Zellen in Körpersubstanz umgewandelt werden. Die im Gewebe entstehenden Stoffwechselprodukte sollen umgekehrt wieder durch die Kapillarwände ins Blut gehen, um den Ausscheidungsorganen zur Entfernung aus dem Körper zugebracht zu werden.

Wie der langsam dahinströmende Fluss seinen Schmutz als Schlamm auf den Boden und an den Ufern ablagert, so legt das Blut seine Gifte an den Wänden der Blutgefäße ab und verschlammt sie, freilich in unbeschreiblich geringerem Maße. Hier wird ersichtlich, wie wichtig es ist, dass wir täglich genügend Wasser trinken, damit die Abfallprodukte und die Gifte ausgeschieden werden können.

In den Adern und in unseren allerfeinsten Blutäderchen, den Kapillaren, befinden sich die roten Blutkörperchen, die Erythrozyten. Dies sind flache Scheiben, die den Durchmesser von etwa 7-7,5 Mikron haben (1 Mikron = 1/1000 mm). Die Kapillaren selbst können einen Durchmesser von nur 3,4 bis 4 Mikron haben. Die Blutkörperchen haben eine enorme Flexibilität (Biegsamkeit) und können sich verformen und in Hütchenform oder wie Geschosse durch die Kapillaren hindurchschlüpfen und das Gewebe mit Sauerstoff und Nährstoffen versorgen.

Ein rotes Blutkörperchen enthält ungefähr 280 Millionen Hämoglobinmoleküle. Hämoglobin ist ein zusammengesetzter Eiweißkörper mit dem Farbstoffanteil Häm und dem Eiweißanteil Globin. Die Funktion besteht darin, durch die

Atmungsorgane Sauerstoff aufzunehmen und an die Orte des Verbrauchs im Körpergewebe abzugeben; ebenso auch das dort gebildete Kohlendioxid aufzunehmen und es den Atmungsorganen zuzuführen, durch die es nach außen abgegeben wird. Ein Molekül Blutfarbstoff Hämoglobin, das vier Atome zweiwertigen Eisens enthält, bindet ein Molekül Sauerstoff.

Die roten Blutkörperchen schwimmen im Blut für die Dauer von etwa 120 Tagen; dann werden sie abgebaut und durch neue Zellen ersetzt. Um die altgewordenen Blutkörperchen zu ersetzen, muss das Knochenmark jeweils über zwei Millionen Erythrozyten (griech. erythros = rot) pro Sekunde ausstoßen.

Die roten Blutkörperchen sind nicht nur die zahlreichsten Zellen einer Art, sondern auch die kleinsten. Ihre Kleinheit und Elastizität erlaubten es ihnen, noch die feinsten Kapillaren zu passieren.

Eine normale Fließfähigkeit haben die Erythrozyten aber nur im basischen Milieu. Schon bei geringer Säuerung büßen sie stark an Verformbarkeit ein und bei weiterer Säuerung kommt eine Azidosestarre, also eine Säurestarre der Erythrozyten.

Unser Blut besteht zu einem Fünftel aus Säuren und zu vier Fünfteln aus Basen. Das Säure-Basen-Spiel ist eines der großen Wunder der Natur und spielt im Haushalt der Lebewesen eine alles überragende Rolle.

Wenn man arteriell den pH-Wert des Blutes bei 37 °C misst (der pH-Wert ist die Messzahl für die Wasserstoffionen-Konzentration einer wässrigen Lösung), dann wird man immer pH-Werte finden, die zwischen 7,37 und 7,43 liegen (nach Schmidt/Thews "Physiologie des Menschen", Springer 1987). Die pH-Skala geht von pH 1 bis pH 14. Von pH 1 bis pH 7 handelt es sich um saure Lösungen, pH 7 ist neutral und von pH 7 bis pH 14 handelt es sich um basische Lösungen. Je niedriger der pH-Wert, desto saurer, und je höher, desto alkalischer (basischer) sind die Lösungen. Der normale pH-Wert des Blutes entspricht mit pH 7,37 bis 7,43 einem schwach basischen Wert.

Der Körper ist bemüht, diesen Wert mit allen Mitteln aufrecht zu erhalten, so wie er auch die Körpertemperatur zwischen 36 Grad und 37 Grad Celsius hält. Der Körper versucht, ständig einen etwaigen Säureüberschuss durch Regulations- und Pufferreaktionen unbedingt auszugleichen. Der Blut-pH-Wert ist also bei etwa 7,4 leicht basisch (alkalisch), der Gewebe-pH-Wert bei etwa 6,9 leicht sauer. Schon ein halber bis ganzer pH-Wert-Unterschied führt zum Gewebeuntergang durch Übersäuerung (Azidose).

Die Kost, die wir gewöhnt sind, besteht zum großen Teil aus säurebildenden Nahrungsmitteln. Dadurch wird der Säuregehalt des Blutes vergrößert, außerdem ist noch folgendes zu beachten:

Die Basen sind im Wasser leicht löslich. Einschlägige Säuren dagegen sind im Wasser schwer löslich. Beim Kochen werden daher die Basen ausgeschwemmt, die Säuren bleiben zurück.

Einen sehr hohen Basenüberschuss hat das nicht gekochte Gemüse, also diejenigen Pflanzen, die wir roh als Frischsalate verzehren.

Professor Eppinger in Wien stellte schon vor dem Zweiten Weltkrieg fest, dass das Blut der Österreicher, die sich mit der normalen Volkskost ernährten, im Alter von 35 Jahren völlig mit Säuren übersättigt war. Er nannte diesen Zustand Blutrheuma, das Vorstadium der meisten Stoffwechselkrankheiten.

Die Übersäuerung des Blutes ist ein Hauptproblem, mit dem der Körper nicht fertig werden kann, wenn wir uns nicht entsprechend ernähren. Nehmen wir nämlich ständig zuviel säurespendende Nahrung zu uns, bleiben die Säureüberschüsse im

Blut, die erst ausgeschieden werden, wenn sie durch eine neue Basenzufuhr neutralisiert werden. Deshalb sollten säurebildende Nahrungsmittel zusammen mit basenbildenden Speisen genossen werden. Ist dies aber nicht der Fall, dann sucht der Körper mit allen ihm zur Verfügung stehenden Mitteln des Säureüberschusses Herr zu werden. Er wendet dabei einen Kunstgriff an, indem er aus dem Eiweiß der zugeführten Nahrung die Base Ammoniak herstellt und damit die Säuren neutralisiert. Bei diesem Prozess kann er natürlich auch das körpereigene Eiweiß angreifen. Leider entstehen bei dieser körpereigenen Ammoniakherstellung auch schädliche Stoffe, Stoffwechselrückstände, vor allem Harnsäure.

Weitere wichtige Puffersysteme sind: Kohlensäure-Bikarbonat-Puffer, Phosphat-Puffer, Hämoglobin-Puffer und Proteinat-Puffer. Die Säure, die nicht neutralisiert und ausgeschieden werden kann, wird in Geweben, Muskeln, Sehnen, Nerven, Knochen, Gelenken und Organen abgelagert. Gallensteine, Nierensteine, Blasensteine sind Notmaßnahmen, solche überschüssigen Säuren zu deponieren.

Sicher kann man sagen, dass wir besonders durch den Genuss denaturierter, bzw. leerer Kohlenhydrate (Zucker, Mehl) zu viele säurebildende Lebensmittel essen. Wenn man jung ist, merkt man dies weniger, aber mit zunehmendem Alter wird der Stoffwechsel stärker sauer. Deshalb ist im Alter ein besonderes Ernährungsbewusstsein erforderlich. Wer sich aber schon in jungen Jahren bewusst ernährt, muss gar nicht erst krank werden und kann bis zuletzt ein hohes Alter bei voller Gesundheit erreichen.

Wenn das Gewebe sauer geworden ist, beispielsweise im Gehirn, in den Beinen oder im Herzen, dann wird das Kapillarblut, das hindurchfließt, auch gesäuert. Dadurch werden die Erythrozyten, die roten Blutkörperchen, starr und steif und können sich nicht mehr verformen. Sie klemmen sich fest und die Kapillare ist gesperrt, blockiert. Wenn das nicht nur bei einer Kapillare geschieht, sondern im ganzen Gewebe, dann geht das Gewebe zugrunde. Es ist kein Verschlusstod der Arterie, sondern ein Säuretod des Gewebes, der zum Herzinfarkt, oder zum Schlaganfall führt. Der Schlaganfall ist eine Säurekatastrophe im Gehirn, während der Herzinfarkt eine Säurekatastrophe des Herzens ist.

Auch greift die Säure im Gelenk den Knorpel an und zersetzt ihn. Der Knorpelschaden ist also kein Verschleiß, wie so oft gesagt wird, sondern die Folge von Säurefraß.

Eine ernährungsbedingte Übersäuerung sollte durch Änderung der Kostgewohnheiten behoben werden. Alkalisieren kann man grundsätzlich durch Mineralien. Vor allem ältere Menschen sollten auf eine Entsäuerung ihres Blutes bedacht sein. Hier erweisen sich u. a. auch Hafer und Hirse, wie bereits mehrfach ausgeführt, als wertvolle Mineralienträger und damit als Hilfe zur Entsäuerung der Gewebe.

Zusammenfassend kann nochmals wiederholt werden: Hirse und Hafer enthalten sehr viele Mineralstoffe, Spurenelemente und Wirkstoffe, von denen viele noch gar keinen Namen haben. In erster Linie enthalten sie aber Kalzium, Kieselsäure, Eisen, Phosphor, Kalium, Fluor sowie den Superkatalysator Magnesium, aber auch Eiweiß, Fett und Kohlenhydrate, welche mit Sicherheit am Aufbau unseres Skeletts (Knochen und Knorpel) und anderem beteiligt sind. Hier sind die Mineralstoffe, Spurenelemente und Wirkstoffe in einer feinen, fast homöopathischen Form vorhanden, welche ein Wiedergesunden von Knochen und Knorpeln in optimaler Weise ermöglicht.

Ebenso wirken sich Hafer und Hirse sehr günstig auf das Säure-Basen-Verhältnis aus, denn die Mineralien haben Reglerwirkungen auf den Säure-Basen-Haushalt. So kann jeder nach der Erkenntnis und dem jeweiligen Bedürfnis sich selbst auf die verschiedenen Möglichkeiten, die gegeben sind, einstellen. Man kann, wie schon erwähnt, Hirseflöckli, Braunhirsemehl, Haferkleie usw. in Suppen, zu Gemüse und in verschiedenem Müsli verwenden, ebenso auch über Salate streuen. Es gibt sehr viele Rezepte über Anwendungsmöglichkeiten von Hafer und Hirse.

Ein Rezept zur vorsorglichen Selbsthilfe könnte dieses sein: Drei Teelöffel Hirseflöckli in Rohkostqualität oder Braunhirsemehl und zwei Teelöffel Haferkleieflocken mit Ceregran (das ist vorgekeimtes, gemahlenes Getreide von Dr. Metz), Mandeln, Nüssen, Sonnenblumenkernen und einer Banane zu Müsli ansetzen und dieses als Zwischenmahlzeit verwenden.

Zum Frühstück essen wir Obst ohne irgendwelche Zutaten. Äpfel nehmen dabei eine herausragende Stellung ein. Gerade das Vitamin C spielt beim Abbau des hohen Cholesterinspiegels auch eine beträchtliche Rolle. Außerdem sollen Äpfel helfen bei Rheuma und Gicht und sie sollen die Aufnahme von Eisen aus der Nahrung um 50% steigern. Vitamin C ist beim Aufbau und der Instandhaltung von Knorpelleim bzw. Kittsubstanz (Collagen) beteiligt. Die Klebemasse hält alle Zellen unseres Körpers zusammen. Sie wird gebraucht zur Entwicklung der Blutgefäße, Knochen, Zähne, Gefäßwände, der Knorpel und anderer Körpergewebe.

Bei Vitamin-C-Mangel werden die Gefäßwände beschädigt, wobei die Haargefäße (Kapillaren) brüchig werden. Der Körper selbst kann kein Vitamin C erzeugen, er nimmt nur die von ihm benötigte Menge auf und scheidet den Rest aus. Das Vitamin C nimmt eine Schlüsselstellung im Abwehrmechanismus des Körpers ein und ist auch für die gute Sehkraft wichtig.

1961 veröffentlichte Professor Ancel Deys, Minneapolis, eine Arbeit, gemäß welcher der Genuss von zwei Äpfeln pro Tag wesentlich dazu beiträgt, dem Herzinfarkt vorzubeugen. Die darin enthaltenen 15 g Pektin genügen, um den Blutcholesterinspiegel deutlich zu senken (20 %).

Sehr zu empfehlen ist, bei einem hohen Cholesterinspiegel dreimal täglich drei Esslöffel Haferkleie mit Keim, möglichst mit genügend Flüssigkeit einzunehmen. Haferkleie mit Keim schmeckt, wie Hirseflöckli und Braunhirsemehl zu Müsli, Obst- und Fruchtsaft, in Brot und Gebäck oder als Zutat zur vollwertigen Hauptmahlzeit. Es sollten also in die tägliche Kost nach Möglichkeit Nahrungssubstanzen einbezogen werden, welche die Arbeit der Leber direkt unterstützen, und die in der Lage sind, die wichtigen HDL-Körper unseres Blutes, diese permanente Reparatur- oder Reinigungskolonne, zu fördern.

Nur 10 von 100 000 Japanern erleiden einen Herzinfarkt. In der Bundesrepublik sind es 600 auf 100 000. Die Kost besteht in Japan traditionell aus Vegetabilien (Pflanzen), aus Reis, Sojaprodukten, faserreichem Gemüse, also Pflanzenkost und auch aus fermentativ (d. h. unter Einwirkung von nützlichen Mikroorganismen, Hefe oder Bakterien) veränderten Lebensmitteln, z. B. Miso, Tempeh usw.

Das nationale Gesundheitsinstitut der Vereinigten Staaten stellte fest: "Es erweist sich immer klarer, dass der Risikofaktor Ernährung den Eckstein der therapeutischen und vorsorglichen Maßnahmen bildet."

So gibt es vielerlei Möglichkeiten für jeden, die im menschlichen Körper vorhandenen Abwehr- und Selbstheilkräfte durch richtige Wahl der Nahrungsmittel zu stärken.

Möge diese Schrift dazu eine Anregung geben. Weitere Einzelheiten sind in dem Buch

"Ernährung mit Vernunft"
von Günter A. Ulmer,
erschienen im Ulmer Verlag Tuningen

zu finden.

Soweit der Beitrag zum Thema Hirse, den ich mit freundlicher Genehmigung von Günter A. Ulmer hier eingefügt habe.

Heilen kann eine Krankheit nur, wer die Ursache kennt. Dann ist auch das Wort „Unheilbar" kein Thema mehr.

Norbert Messing
Schrieb in „Natur und Heilen" Heft 1/2004
Einen Bericht mit dem Titel

Der Eiweiß-Mythos
Zivilisationskrankheiten aus dem Speisezettel

**Darin bezog er sich auf das Buch von Lothar Wendt
Die Eiweißspeicherkrankheiten**

Der Abdruck erfolgt hier mit freundlicher Genehmigung des Verlages

Aus NATUR & HEILEN, Monatszeitschrift für gesundes Leben. Probeexemplare sind erhältlich beim Verlag NATUR & HEILEN, Nikolaistr. 5, 80805 München,
Tel. 089/380159-10, Fax 089/380159-16,
natur-und-heilen@t-online.de, www.naturundheilen.de

Warum und auf welchen Wegen wirken eigentlich naturheilkundliche Verfahren bei schweren körperlichen Krisen oft richtiggehende Wunder, denken wir z. B. an Heilfasten, Aderlass, Entsäuerungskuren oder bestimmte alternative Ernährungsformen? Ein einleuchtendes, geradezu geniales Deutungsmuster dafür hat vor nun gut 50 Jahren *Professor Dr. Lothar Wendt* (1907 - 1989) vorgestellt. Die Forschungen des Frankfurter Klinikers werden bis heute in der Fachwissenschaft allerdings ignoriert, obgleich niemand das dabei entwickelte Modell jemals zu widerlegen vermochte. Die Kollegen zogen und ziehen es ganz einfach vor, auf den herkömmlichen, ausgetretenen Pfaden weiterzumarschieren - oder auf der Stelle zu treten. Auf einen richtigen Durchbruch wartet man bei Herz-Kreislaufleiden oder Krebs, Rheuma und Diabetes nun schon, immer wieder enttäuscht, seit vielen Jahrzehnten. Vielleicht liegt dies daran, dass beispielsweise im Falle der Arteriosklerose tatsächlich der falsche Feind, nämlich die Fette statt der Proteine, ins Visier gerieten? Die Frage muss erlaubt sein. Denn „Entdeckungen" wie die momentan vielgerühmte so genannte mediterrane Kost (oder besser noch: Kreta-Diät) enthalten zwar oft reichlich Fett, sind aber ausgesprochen eiweißarm - und schützen vielleicht eben aus diesem Grund so zuverlässig vor Herz-Kreislaufleiden und anderen chronischen Erkrankungen.

Die Überzeugung, uns mit viel Eiweiß etwas Gutes zu tun, ist tief verwurzelt. Deshalb ist der Anteil an Eiweiß in der Kost der Wohlstandsländer grotesk überdimensioniert.

Wie alles begann
Berlin, Charitè. Im Jahr 1932 arbeitet der Doktorand *Lothar* Wendt an einem diffizilen Problem. Weshalb, so seine Fragestellung, tragen Fettleibige ein deutlich höheres Risiko für Thrombosen und Embolien? An Probanden für entsprechende Untersuchungen fehlt es nicht. Auffällig erscheint bei den Betroffenen vor allem das Blut. Es ist nicht nur durch das übermäßig vertretene Fett zähflüssig, sondern enthält auch einen enormen Eiweißüberschuss - und eben dieser bisher nur

beiläufig wahrgenommene Faktor muss es eigentlich sein, der den Strom des Lebenssaftes oft bedrohlich ins Stocken bringt. Warum gilt *Wendts* besondere Aufmerksamkeit speziell den Proteinen und nicht dem Fett? Bei allen Gerinnungsfaktoren im Blut, jenen Komponenten also, die das Leichtflüssige und Geschmeidige fest und sperrig werden lassen, sind ausnahmslos Eiweißkörper im Spiel. Sollte es möglich sein, dass all den so einschneidenden Veränderungen ein bis dahin unerkannter, unbeachteter Zusammenhang zugrunde liegt, in dessen Mittelpunkt die Verwertung von Eiweiß im Körper steht? Dies ist originell aber auch ein wenig ketzerisch gedacht. Denn damals wie später richtet die Fachwissenschaft ihr Augenmerk in dieser Hinsicht praktisch ausschließlich auf das Fett bzw. Cholesterin.

Aber noch ein weiteres Indiz spricht für Wendts Eingebung. Auf Nachfrage zeigten alle untersuchten Risikopatienten eine besonders ausgeprägte kulinarische Leidenschaft für Fleisch: Solche Speisen essen sie durchweg „am liebsten und meisten".

Jedem von uns hat man von Kindesbeinen an beigebracht, wie entscheidend Eiweiß für Gesundheit und Gedeihen ist. Protein gilt als der wichtigste aller Nährstoffe. Vegetarier wurden und werden eindringlich vor Defiziten durch Fleischverzicht gewarnt – ganz zu Unrecht, wie sich herausstellte. Das Gegenteil ist nämlich der Fall: Der „Eiweiß-Mythos", von der mächtigen Agrarlobby genährt, fordert bis zum heutigen Tag Millionen Opfer. Dies zeigt eindrucksvoll das von Professor Wendt entwickelte Konzept der „Eiweißspeicherkrankheiten". Es bietet schlüssige Erklärungen für die eigentlichen Ursachen der großen chronischen Leiden und zeigt einen leicht gangbaren Weg für jedermann, wie diese <u>ganz ohne Medikamente</u> besiegt werden können.

Denkfehler der Experten: Eiweiß ist nicht gleich Eiweiß

Warum kam man dem Eiweiß als krankmachendem Faktor bislang „offiziell" nicht auf die Spur? Vor allem deshalb, weil nicht zwischen tierischem und pflanzlichem Eiweiß differenziert wird. Hätte man in den Statistiken streng getrennt und das tierische Protein aufs Korn genommen, wären bestimmte Zusammenhänge wie die Häufung von Herzinfarkten, Hirnschlägen, Diabetes und Rheuma zwangsläufig aufgefallen. Stattdessen hieß es jahrzehntelang: Der Eiweißkonsum ist annähernd konstant geblieben oder steigt allenfalls moderat an, kann also mit der Zunahme der Arteriosklerose nichts zu tun haben. Tatsächlich jedoch hatte sich etwas Dramatisches abgespielt. Denn innerhalb der aufgenommenen Gesamtmenge an Protein waren gravierende Verschiebungen eingetreten. Nach dem Zweiten Weltkrieg stieg, innerhalb von wenigen Jahren „der Verzehr tierischen Eiweißes um 80 %" an, verdrängte also zu großen Teilen das weniger problematische Eiweiß aus Früchten, Kartoffeln, Getreide, Gemüse u. ä. Proteine, das müssen wir uns immer wieder vor Augen führen, sind die komplexesten aller Nährstoffe. Der Körper muss einen enormen Aufwand betreiben, um sie zu verwerten. Einen Teil davon entsorgt er sicherheitshalber sogar gleich über den Harnstoffzyklus. Auf die Verdauung von tierischem Eiweiß verwenden unsere Stoffwechselkräfte am meisten Energie und auch Zeit (etwa doppelt so viel wie bei kohlenhydratbetonter Kost), und es entstehen dabei viele problematische Zwischenprodukte und **vor allem Säuren**.

Pflanzen dagegen weisen ein „unvollständiges" Spektrum an Aminosäuren, den Bausteinen der Proteine, auf. Der Körper kann deshalb daraus - mit einigen Ausnahmen - nicht annähernd so viel körpereigenes Eiweiß direkt aufbauen wie aus tierischem. Deshalb meinte man lange Zeit und meint es noch, letzteres sei dem pflanzlichen überlegen. Das war naheliegend und doch falsch gedacht, wie der Umstand der Eiweißspeicher-Krankheiten zeigt. Tierisches Eiweiß wird fast vollständig im Körper verwertet und füllt die Eiweißspeicher in kürzester Frist - bis nichts mehr zwischen Kapillaren und Organ-Funktionszellen geht.

Pflanzliches Eiweiß bzw. die darin enthaltenen Aminosäuren werden nur in bescheidenem Umfang - eben so, wie es die

Natur für uns vorgesehen hat - in die Körpergewebe eingebaut, eine streng vegetabile Kost (vegane Ernährung, Rohkost-Diätformen) kommt deshalb dem Ideal des Eiweißfastens zur Selbstbehandlung und Vorbeugung der wichtigsten Zivilisationsleiden sehr nahe.

Tatsache ist: Die Überzeugung, uns mit viel Eiweiß etwas Gutes zu tun, ist tief verwurzelt. Bei Ärzten, Forschern, Gesundheitserziehern und Laien hat sich deshalb eine „Viel- und Tiereiweiß-Mentalität" (Professor Henry C. *Sherman*) herausgebildet, selbst bis in naturheilkundlich orientierte Kreise. Fest steht aber auch: Wir brauchen deutlich weniger von diesem Nährstoff, als die Forschung ursprünglich und bis in unsere Tage glaubte. Selbst fordernde körperliche Aktivität oder höheres Lebensalter steigern den Bedarf keineswegs.

„Zweifellos trägt eine gut gewählte Nahrung am meisten zur Verlängerung des Lebens bei."
(Francis Bacon, englischer Staatsmann und Philosoph, im Jahr 1618)

Professor Wendts umwälzende neue Sichtweise

Kommen wir zu Professor *Wendt* zurück. Mittlerweile ist aus dem angehenden Forscher ein Facharzt für innere Krankheiten und Professor in Frankfurt geworden. Und hier, an der Johann-Wolfgang-von-Goethe-Universität, formuliert er seine revolutionären Gedanken, die gerade heute Antworten auf viele Rätsel der modernen Medizin im Zusammenhang mit der Entstehung und Zunahme von chronischen Leiden geben konnten.

Im Zentrum stehen die **Eiweißspeicherkrankheiten** („Hyperporopathien" oder „Proteothesaurismosen" wie Wendt sagte): Damit ist die „Überfüllung von Bindegewebs- und Gefäßwandspeichern" gemeint, die zu ernährungsbedingten Gefäßleiden (Arteriosklerose mit Herzinfarkt und Schlaganfall) aber auch zu zahlreichen weiteren chronischen Erkrankungen führt.

Wichtige Elemente in diesem Konzept sind **die Durchblutung,** sowohl die Makrozirkulation (= Arterien und Venen) wie die Mikrozirkulation (feine Endverzweigungen der Arterien = Kapillaren).

Als noch bedeutsamer aber stellt sich bei näherem Hinsehen die **Durchsaftung** der Gewebe heraus, denn die Nährstoffe aus dem Blut gelangen nicht direkt, per „Pipeline" gewissermaßen, in die Funktionszellen der Organe, ob nun Gehirn, Herz, Nieren, Leber oder Muskulatur. Sie müssen vielmehr nach Verlassen der Kapillaren bis zum Bestimmungsort eine Transitstrecke durchmessen. Und genau an dieser Stelle entscheidet sich gewissermaßen das Schicksal des Zivilisationsbürgers - nicht im Blut selbst.

„Störungen der Durchblutung sind weitgehend erforscht, Störungen der Durchsaftung liegen noch vielfach im Dunkel", so Professor Wendt um das Jahr 1983. An dieser Schieflage hat sich auch in den vergangenen zwanzig Jahren kein Jota geändert.

Warum misslingt nun die „Durchsaftung"? Die Eiweißüberernährung baut zwei immer schwerer zu überwindende Barrieren für den Stoffaustausch auf. Einmal in den Kapillarwänden: Diese werden immer weniger durchlässig, sodass der Nährstoffaustausch zunehmend stagniert. Zum anderen im Zellzwischenraum, dem Bindegewebe (Interstitium / Extrazellularflüssigkeit): Wer das Falsche und vor allem permanent zu viel isst, verstopft dadurch die Versorgungswege zu den Zellen. Sie schwimmen in einem „inneren Urmeer", und dieses stellt sowohl den „Futternapf" der Zellen dar, wie auch deren „Abfalleimer" für Stoffwechselabbauprodukte aus den Lebensprozessen.

Wie zentral dieser Entscheidungsort für unser gesundheitliches Geschick ist, zeigten gleichermaßen die Forschungen von Professor Wendt wie auch neuere Untersuchungen zum Säure-Basen-Haushalt. Versagt nämlich die Entsorgung von

Rückständen aus der Zellaktivität, wie dies im Falle von Eiweißspeicherkrankheiten regelmäßig der Fall ist, sammeln sich saure Rückstände im Gewebe an und führen zur latenten Azidose. Die Lymphe vermag unter solchen Umständen ihre reinigende Funktion als Drainage des Körpers nicht mehr zu erfüllen. Die Übersäuerung der Flüssigkeit, die unsere Zellen umgibt, führt somit langfristig, wie in jüngerer Zeit auch Professor Hartmut Heine *(Herdecke)* hat zeigen können, zu Rheuma, Arthrose und anderen Krankheiten.

Eine ursächliche Therapie der mit diesen degenerativen Veränderungen verbundenen Erkrankungen darf sich deshalb keinesfalls wie bisher darin erschöpfen, die Blutzucker- oder Blutfettwerte und den Blutdruck mit Hilfe von Medikamenten zu senken. Dies ist reine „Blutspiegel-Kosmetik" *(Professor Thomas Wendt, Bad Nauheim)*. Vielmehr kommt es darauf an, die aufgetürmten Barrieren, die eine klärende Durchsaftung der Gewebe verhindern, wieder abzutragen.

Genauere *Ortsbestimmung für die Eiweißspeicher*
Die Eiweißbausteine aus dem Blut nehmen verschiedene Wege. Ein Teil davon gelangt ziemlich direkt an den Bestimmungsort, also über die **Kapillaren** und den Zwischenzellraum schließlich in die Körperzellen. Dies ist das so genannte Funktionseiweiß (= Nahrungseiweiß zur Verwertung durch die Körperzellen). Wo findet sich nun aber das überschüssige Eiweiß, das nach *Professor* Wendt langfristig gesehen zum Hochrisikofaktor wird? Es handelt sich dabei um Strukturproteine, eine physiologische Eiweißreserve. Solche Verbindungen sind zwar stabiler und haben eine längere Halbwertzeit, das hier fixierte Eiweiß kann aber bei Bedarf mobilisiert werden. Ohne derartige „Zwischenlager" wären 40-tägige strenge Fastenkuren schlechterdings kaum schadlos zu überstehen.

Solche Strukturen nun finden sich einerseits in den Kapillaren bzw. in den **Basalmembranen.** Diese stellen eine Art Filter und „zentrale Schnittstelle zwischen Blutbahnen und Geweberaum" in den feinen Gefäßwänden dar. Dass sich in den

Membranen Speichereiweiß findet, ist erst einmal kein krankhafter Befund. Die Proteine bzw. Aminosäuren werden dort in transportfähige Verbindungen umgewandelt und zur weiteren Verwendung vorbereitet. Ernst wird es erst, wenn ein unvermindert starker Zustrom an eiweißgesättigtem Blut kontinuierlich anbrandet und den Filter verstopft.

Quantitativ überaus ergiebige Eiweißspeicher befinden sich darüber hinaus im Bindegewebe, und zwar in Gestalt von Kollagen-Ablagerungen oder als Mukopolysaccharid zusammen mit Glukose. Besonders das Unterhaut-Bindegewebe ist ein sehr effektives Nährstoffsdepot für Fette, Eiweiß, Wasser und Zucker.

Man muss immer wieder betonen, dass es sich bei *Professor Wendts* Erklärungsmodell nicht etwa um abenteuerliche Mutmaßungen und kühne Spekulationen handelt. Einlagerungen von Eiweißkörpern in den Basalmembranen sind vielmehr durch elektronenmikroskopische Untersuchungen zweifelsfrei nachzuweisen. Die Membranen können dadurch bis zum „drei- oder fünffachen der Norm" verdickt werden *(Dr. Sigrid Das)*. Dies führt „zur Verdichtung des porösen Kapillarfilters (Hypoporie)", blockiert also Zug um Zug diesen elementaren Mechanismus für dynamischen Stoffaustausch.

Gewiss: Wir alle brauchen ständig Eiweiß bzw. dessen Bausteine, die Aminosäuren. Daraus fertigt unser Körper arteigene Proteine für verschiedenste Zwecke, zum Aufbau von Muskeln gleichermaßen wie in Form von Immunglobulinen, vielfältigen Enzymen, Fett-Eiweiß-Verbindungen usw. Das ist die eine Seite. Was aber geschieht mit überschüssigem Eiweiß, wie es sich der „Normalesser" ständig über jedes vernünftige Maß hinaus zuführt?

Bis jetzt gilt immer noch das Dogma, dass nicht benötigtes Eiweiß im Organismus keinen Platz hat, es vielmehr sofort durch Erhöhung des Grundumsatzes umgesetzt bzw. durch die Leber zu Harnstoff abgebaut und wieder aus dem Körper entfernt wird. Diese in der Wissenschaft „eingefleischten" aber offenkundig fehlerhaften Anschauungen haben zu einer Reihe von unsinnigen diätetischen Empfehlungen geführt. So etwa dazu, Übergewichtigen, Bluthochdruckkranken oder Diabetikern eine eiweißreiche, kohlenhydrat- und fettarme Ernährungsweise ans Herz zu legen - ein „todsicheres" Mittel für schwerwiegende Folgekrankheiten.

Eiweiß kann im menschlichen Körper nicht analog dem Fett gespeichert werden!
Die Universitätsmedizin selbst hat diesen Lehrsatz bereits widerlegt. Man konnte nämlich eindeutig feststellen, dass Versuchspersonen bei einer eiweißreichen Ernährung „mehr Stickstoff in Form von Protein aufgenommen als wieder abgegeben haben". Wo bleibt dieses zusätzliche Protein, wenn nicht eben in den von Professor Wendt identifizierten Eiweißspeichern?

Dabei sind solche Eiweißspeicher eigentlich gar nicht zu übersehen. Sie befinden sich deutlich sichtbar und sogar spürbar im Bindegewebe direkt neben den Fettspeichern, und letztere zieht niemand in Zweifel. Ein Fettsüchtiger trägt auf diese Weise mitunter 10 kg mehr Eiweiß mit sich herum als ein Normalgewichtiger - und dies an den „strategisch" ungünstigsten Stellen. Es handelt sich bei diesem Plus bekanntlich und erkennbar nicht um Muskeln oder andere eher nützliche Strukturen, sondern um schädliches Speichereiweiß. Ein gutes Drittel davon befindet sich im Kollagen des Bindegewebes, wie Untersuchungen gezeigt haben. Seine ursprüngliche Aufgabe bestand darin, dem Menschen zu ermöglichen, in Mangelsituationen zu überleben. Denn auch wenn Nachschub von außen fehlt, müssen die kleinsten Funktionseinheiten des Körpers, die Zellen, ständig erneuert und körpereigene Proteine aufgebaut werden. Die dafür notwendigen Aminosäuren stammen dann aus den beschriebenen Eiweißspeichern.
Dieser „Notgroschen" wird jedoch unter zivilisatorischen Bedingungen zur Bürde und lässt die Lebensvorgänge auf zellulärer Ebene erlahmen.

Im Überblick –
Die Eiweiß-Speicherkrankheiten

Überfüllte Eiweißspeicher in den Kapillaren und im subkutanen Bindegewebe schädigen uns in dreifacher Weise; Es gelangen zu wenig Nähr- und Wirkstoffe zur Aufrechterhaltung vitaler Lebensvorgänge zu den Zellen.

Im Blut ergibt sich daraus ein riskanter Rückstau an ebendiesen, an anderem Ort entbehrten biochemischen Verbindungen (Fett, Eiweiß, Zucker).

Die wichtigen Organzellen ersticken gewissermaßen im eigenen „Stoffwechselmüll", den angehäuften Schlacken aus ihrer Lebenstätigkeit. Nur dadurch sind die gravierenden Folgeschäden einer Eiweißüberernährung zu verstehen. Zu den bedeutendsten konkreten Krankheitsfolgen zählen:

- **Herzinfarkt und Schlaganfall,** Angina pectoris, Bluthochdruck, Durchblutungsstörungen, erhöhte Blutfettwerte (Cholesterin, Triglyceride),

- **rheumatische Leiden** (sowohl Arthrose wie Arthritis oder Weichteilrheuma),

- **Nierenerkrankungen, Diabetes** (Typ II), erhöhter Augeninnendruck (Glaukom), Netzhauterkrankungen, Autoimmunerkrankungen wie Colitis ulcerosa oder Morbus Bechterew.

Beispiel Nieren: Hier hat man schon seit langem erkannt, dass zu viel Eiweiß schädlich ist und degenerative Veränderungen bis hin zur Insuffizienz oder dem Versagen des Organs bewirkt.

Beispiel Diabetes: Auch auf diesem Sektor geht man inzwischen davon aus, dass ein Übermaß an Eiweiß für den Ausbruch des Leidens (Typ II) mitverantwortlich ist. Die Medizin hat sich längst davon verabschiedet, darin eine bloße

Insulin-Mangelkrankheit zu sehen. Vielmehr geht dem Ausbruch des Leidens eine Phase voraus, während derer zuviel Insulin erzeugt wird („Hyper-insulinismus"), weil das Hormon selbst nicht in die Körperzellen gelangt und deshalb die Glukose dem Blut nur unzureichend entzogen werden kann. Diabetes ist folglich nach *Professor Thomas* Wendt keine Insulin-Mangelkrankheit, sondern eine „Eiweißspeicherkrankheit mit behinderter Durchsaftung".

Im Zeugenstand für das Wendt-Konzept
• Dean Ornish's Entdeckung:
Der bekannte US-Kardiologe und Buchautor („Revolution in der Herztherapie", Kreuz-Verlag) war der erste, der schwarz auf weiß bewies, dass arteriosklerotische Ablagerungen in Blutgefäßen auch wieder zurückgebildet werden können. Seine Forschungen sind ein starker Beleg für die Richtigkeit der Deutungen von *Professor* Wendt. Dieser hatte eben dies behauptet, dass nämlich erhebliche Teile der eingelagerten Eiweißstoffe wieder mobilisierbar und viele Veränderungen reversibel sind. Die von Dr. Ornish verordnete, weitgehend vegetarische Diät weist nur geringe Gehalte an Eiweiß auf - und darin (nicht in der konsequenten Fettreduzierung) liegt vielleicht der das Leiden bezwingende Zauber seiner bis heute vor allem in den Vereinigten Staaten geschätzten und vielfach praktizierten Therapie.

• Der Professor und Rebell Russel H. Chittenden:
Als frühen Kronzeugen für das Eiweißspeicher-Konzept kann man einen weiteren Amerikaner in den Zeugenstand rufen: Professor Russel Henry Chittenden (1856 - 1943). Der hochangesehene Gelehrte fühlte sich körperlich bereits mit 43 Jahren so gut wie verbraucht. Morgens waren alle Gelenke steif, während des Tages plagten ihn ganz schlimme Kopfschmerzen, und in regelmäßigen Abständen stellten sich Gallenkoliken ein. Da kam ihm in seiner Ratlosigkeit ein „abenteuerlicher" Gedanke. Statt der damals empfohlenen 125 bis 140 g Eiweiß täglich reduzierte er seinen Konsum auf 40 g und weniger - ein selbstmörderisches Unternehmen, wie ihm

seine Kollegen prompt prophezeiten. Die Folgen des Selbstversuchs waren in der Tat dramatisch: Innerhalb von nur wenigen Wochen verschwanden sämtliche Krankheitsbeschwerden spurlos im Gleichschritt mit etwa 8 bis 10 kg Körpergewicht.

Professor Wendt hätte das, was seinem amerikanischen Kollegen da widerfuhr, als planmäßige, therapeutische Entleerung der pathogenen Eiweißspeicher bezeichnet. Wie auch immer: Professor Chittenden fühlte sich danach prächtig, „geistig viel frischer als zuvor" und war in der Folgezeit in jeder Beziehung erheblich leistungsfähiger, trieb bis ins hohe Alter ohne Ermüdung täglich Sport - und wurde schließlich immerhin 87 Jahre alt.

Wie erkennt man das Vorliegen von *Eiweißspeicherkrankheiten?*

Beispielsweise dadurch, dass bereits typische Befunde und Beschwerden vorhanden sind (erhöhte Blutfettwerte, Bluthochdruck, Herz-Kreislauf-Beschwerden, Angina pectoris, rheumatische Leiden). Professor Thomas Wendt, Bad Nauheim, empfiehlt zur genaueren Diagnose eine Bestimmung des Hämatokritwerts. Diese Maßeinheit für die Blutdicke, der Konzentration von Nährstoffen im Blut (Fette, Cholesterin, Glukose u. a.), sollte unbedingt unter 40 Volumen% liegen. Als normal gelten heute bis zu 47 Volumen% und deutlich mehr. Übergewichtige und Raucher weisen oft Werte von bis zu 64 auf.

Es gibt aber auch äußere Kennzeichen solcher innerer Speichervorgänge: Fehlt bei älteren Personen beispielsweise die feine Faltenbildung um die Augen, spricht dies erfahrungsgemäß für Eiweißspeicher, ebenso wie eine senkrechte Ohrläppchenfalte. Sie gilt übrigens auch in der Schulmedizin als „Hinweis auf ein Herz-Kreislauf-Risiko".

Die eigentlichen Ursachen vieler chronischer Leiden
• Haupttäter Überernährung!
Ein Übermaß an Nahrungseiweiß schlägt sich nach Erkenntnissen von Professor Wendt nur dann in belastenden Eiweißspeichern nieder, wenn insgesamt zu viel gegessen wird.

Übergewicht beschwert inzwischen mehr als die Hälfte der Bürger in den Wohlstandsländern. Permanente Sättigung, das Ideal unserer Ernährungskultur, ist einer der Totengräber für Vitalität und Wohlbefinden. Diese ganz alte Erkenntnis schlägt sich heute, modern gewandet und gewendet, in Konzepten wie dem „Dinner-Cancelling" nieder. Das Auslassen vorzugsweise des Abendessens soll hierbei nicht nur Pfunde im Nu „wegschmelzen", sondern auch das Leben verlängern und ist inzwischen zum festen Bestandteil des „Anti-Aging" geworden. Aus Studien kennt man einen solchen Zusammenhang zwischen „wenig essen, vermehrtem Zellabbau und der längeren Lebensspanne eines Wesens" schon seit langem, und Untersuchungen an der *Christian-Albrecht-Universität in* Kiel haben gerade eben wieder Belege dafür erbracht.

• Haupttäter Eiweißmast!
Der Anteil an Eiweiß in der Kost ist grotesk überdimensioniert. In den Wohlstandsländern deckt man ungefähr 20 % oder mehr des täglichen Kalorienbedarfs über das Eiweiß - ein viel zu hoher Wert und eine ganz fatale Fehlentwicklung, wie sie erst nach dem 2. Weltkrieg bei uns richtig Raum griff.

Menschen sind auf geringste Mengen an Eiweiß geeicht. Für uns gibt es praktisch nur eine Nahrung, die gänzlich unumstritten ist: die Muttermilch während der Kleinkindphase. Wer wollte im Ernst behaupten, dass sich die Natur in diesem Punkt geirrt haben könnte? Betrachten wir nun diese optimale, den Bedürfnissen des neuen Erdenbürgers auf den Leib geschnittene „Diät" genauer, so zeigt sich ein frappierender Umstand: Die Kostform, mit der wir ins Dasein starten und oft von einem Tag zum anderen sichtlich gedeihen, ist extrem eiweißarm. Muttermilch enthält nur ca. 1,2 % Protein. Dieser Wert allein will noch nicht viel besagen. Bedeutsamer ist, dass der Säugling seinen Gesamtkalorienbedarf nur zu 5 % aus dem zugeführten Eiweiß deckt, zu 95 % jedoch aus Fetten und Kohlenhydraten.

Noch etwas scheint bemerkenswert: Gerade der Mensch ist in dieser Hinsicht fast einzigartig, vergleichen wir ihn beispielsweise mit den Mäusen, denn Nagetiere beziehen anfangs ihren Kalorienbedarf fast zur Hälfte aus Proteinen. Auch Kälber erhalten über die Kuhmilch etwa dreimal so viel Eiweiß wie es neugeborene Menschen offenbar benötigen.

Es gibt keinen schlagenderen Beweis für die stoffwechselbedingte Eigenart des Menschen im Hinblick auf das Eiweiß als die Zusammensetzung der Muttermilch. Trotzdem hat man dieser Tatsache bislang in der Forschung und Ernährungsberatung nicht Rechnung getragen. Im Gegenteil. Das Eiweiß wurde zielstrebig durch die Industrie als „Wunderstoff" für Wohlergehen, gesundes Gedeihen im Bewusstsein des Verbrauchers fest und fast unverrückbar verankert.

Auf und ab bei den Eiweißempfehlungen - wie viel soll es sein?
2004 - Der verwirrende Stand der Dinge: Offiziell geht man heute von einem Eiweißbedarf von 0,8 g/kg Körpergewicht aus, das entspricht bei 70 kg Körpergewicht einer Aufnahme von 56 g/Tag. In diese Empfehlung ist bereits ein Sicherheitszuschlag eingebaut, für den Fall, dass „unvollständiges" Eiweiß aufgenommen wird. Andere Experten versichern, wissenschaftlich bestens belegt, dass eine tägliche Zufuhr von 20 - 30 Gramm Eiweiß nicht nur völlig ausreicht, sondern auch Folgeschäden durch nicht verdaubare Eiweißprodukte ausschließt. Dies insbesondere dann, wenn es sich beim aufgenommenen Eiweiß um pflanzliche Proteine handelt (H. Ohlhoff). Harte Fakten allerdings: In Westeuropa und den USA wird „mit der Nahrung das 1,5- bis 2-fache der empfohlenen

Menge an Protein aufgenommen" (UGB-Nachrichten). Damit nicht genug: überdies stammen zwei Drittel davon noch aus tierischen Lebensmitteln. Eine geradezu ideale Diät, um Probleme mit Herz und Kreislauf zu bekommen.

Bemerkenswert immerhin: Die renommierte *„International Dietary Energy Consultative* Group" rät seit 1999 dazu, keineswegs mehr als zwei Gramm Protein pro Kilogramm Körpergewicht und Tag zu sich zu nehmen, eine Auffassung, der man sich inzwischen in vielen Ländern angeschlossen hat.

Die Therapie der Eiweißspeicherkrankheiten
In *Professor Wendts* naturheilkundlich-ganzheitlichem Ansatz zur Behandlung der Eiweißspeicherkrankheiten spielten ausleitende Therapien eine Hauptrolle: An erster Stelle empfahl er im akuten Fall den

Aderlass
Dabei steht der blutverdünnende Effekt im Vordergrund. Ziel ist es, den Hämatokritwert zu senken. Dadurch verringert sich bei einer Nährstoffüberlastung des Blutes die Neigung zu arteriellen Verschlusskrankheiten sowie zur Mangeldurchblutung. Nach Wendt soll eine solche Entlastung bis zur merklichen Entleerung der Eiweißspeicher regelmäßig durchgeführt und vom Therapeuten durch Labortests kontrolliert werde (kleine Aderlässe mit einer Entnahme von 100 bis 150 ml Blut, ca. einmal wöchentlich). Nicht weniger effektiv und wichtig sind aber das

- **Heilfasten** sowie ein so genanntes

- **Eiweißfasten,** d. h. eine „individuelle eiweißreduzierte Ernährung" (= vegetarische Kost).

Das richtige (Heil-) Fasten ohne Eiweißergänzung ist die durchgreifende Maßnahme und Ursachen-Therapie. „In der Hygiene unserer Ernährung fehlt der sich wiederholende begrenzte Hunger", was in früheren Epochen durch die

Fastenregeln der Religionen oder durch immer einmal wieder auftretende Vorratsengpässe infolge von Missernten selbstverständlich war. Man denke nur daran, dass das regelmäßig erzwungene, teilweise aber auch spirituell begründete Fasten der Hunza zu Ausgang des Winters erwiesenermaßen einen der Bausteine für die phänomenale Gesundheit und Langlebigkeit des Bergvolkes aus der Himalaja-Region bildet. Professor Wendt riet in diesem Zusammenhang dazu, sich an die Wurzeln noch heute lebendiger Bräuche zu erinnern, beispielsweise daran, dass unser Karneval sich von „carne vale" (= Fleisch lebe wohl) ableitet.

Lesetipp: Mehr zu den „Geheimnissen des Hunzavolkes" können Sie nachlesen in *NATUR & HEILEN Heft* 8/03.

Was geschieht beim Eiweißfasten?

Die notwendigen Proteine müssen bei einer solchen „Mangelwirtschaft" den ursprünglich dafür vorgesehenen Eiweißspeichern, also den verdickten Kapillarwänden und dem Bindegewebe entnommen werden, die sich dadurch allmählich zurückbilden. Da „praktisch alle Ablagerungen im Eiweißdepot das Verhältnis von Säuren und Basen zugunsten der Säuren erhöhen und somit langfristig zu einer „Übersäuerung" des Organismus führen" *(Mayr/Stossier),* ist während des Eiweißfastens allerdings unbedingt darauf zu achten, ausreichend basenbildende Stoffe zuzuführen. Dies geschieht am besten durch reichlich Obst und frische Salate. In der Anfangszeit lässt sich der Vorgang verstärken durch so genannte Basenpulver, wie Basica oder Rebasit. Diese Mittel sollte man aber nur kurzfristig anwenden.

Ernährungsfahrplan zum
Abbau von Eiweißspeichern (nach Wendt)

Mindestens einen Monat lang (besser: ein Vierteljahr) muss man auf jegliches tierisches Eiweiß verzichten, also auch auf Fisch sowie Milch und Milchprodukte. Wer rundum gesünder werden will, setzt sich eine Frist von zwei Jahren. Außerdem sollten in dieser Zeit Hülsenfrüchte aller Art

(Soja, Linsen, Bohnen, Erbsen) gemieden werden. Nüsse darf man sparsam verwenden. Ansonsten gilt: „Vegetarisches Eiweiß führt nicht zu Eiweißspeicherkrankheiten". (Sojaprodukte sollten aber trotzdem gemieden werden, um den Eiweißabbau zu beschleunigen). Eine konsequent vegetabile Kost hat vielmehr zur Folge, dass die angelegten Eiweißspeicher allmählich wieder entleert werden. Essen Sie stattdessen während dieser Zeit also viel Obst, Gemüse, frische Kräuter, und kleine Mengen an Sämereien (Sonnenblumenkerne, Sesamsamen, Nüsse). Daneben kann man selbstgepresste Säfte (Obst und Gemüse) zu sich nehmen, besser ist jedoch die ganze Frucht. Die Betonung liegt bei allen diesen Maßnahmen immer auf der Frischkost. Ein solcher Speisezettel kommt einer Entschlackungskur gleich. Sie befreit nicht nur von Eiweißablagerungen, sondern entfernt auch saure Giftdepots aus den Zellzwischenräumen.

Lesetipp: Lesen Sie dazu den großen Übersichtsbeitrag zu den „Neuen & alten Strategien der Körperentgiftung" in NATUR & HEILEN 4 + 5/03.

Gut zu wissen: „Bei Vegetariern haben wir noch nie eine ernährungsbedingte Eiweißspeicherkrankheit gesehen" (Professor Wendt). Praktische Hinweise zur schmackhaften tiereiweißreduzierten Ernährung erhalten Sie unter Tel. 0511/3632050 beim Vegetarier-Bund Deutschland e.V.", Blumen-str.3, 30159 Hannover und bei der Arthrose-Selbsthilfe, 34587 Felsberg, Tel.: 05662 408851
Für den Kleinen Geldbeutel: „Es gibt auch einen anderen Weg" tierischeiweißfreie Vollwertkost, eine Rezeptesammlung für Arthrose von Astrid und Klaus Schaper, 2004 im Selbstverlag erschienen.(www.arthrose-selbsthilfe.de)

Was ein Zuviel an Eiweiß sonst noch anrichtet
• **Osteoporose!**
Jahrzehntelang hat man im Hinblick auf die Osteoporose und ihre Ursachen eine peinliche und folgenreiche Desinformationskampagne betrieben. Es wurden einseitig Milchprodukte zur „vollwertigen" Calciumversorgung empfohlen, ja dem Konsumenten aufgedrängt - mit dem Ergebnis, dass die Knochenbrüchigkeit bei uns zur Volkskrankheit geworden ist. Innerhalb der Wohlstandsländer zählt sie inzwischen nach Einschätzung der *„Weltgesundheitsorganisation"'* (WHO) zu den 10 bedeutendsten Gesundheitsstörungen überhaupt. Dabei steht schon seit mehr als dreißig Jahren fest: Die wichtigste Ursache für das Entstehen des Leidens ist „eine überschüssige Eiweißmenge in der Ernährung" *(„Journal of Nutrition")*. Und eine solche erreicht man am zuverlässigsten, wenn man neben Fleisch reichliche Milchprodukte verzehrt. (☺) Die Forschung kam deshalb auf der Grundlage einer Vielzahl von Untersuchungen aus den vergangenen Jahrzehnten zur klaren Empfehlung, dass „der wichtigste Schritt für eine positive Calciumbilanz, die uns die Festigkeit unserer Knochen erlaubt, darin besteht, weniger Eiweiß zu essen. Diesbezüglich nützt es nichts, größere Calciummengen zu konsumieren" (Dr. John *McDougall,* ein führender amerikanischer Osteoporose-Experte). Vielmehr ist der Zusammenhang zwischen einer auf Fleisch- und Milchprodukten basierenden Ernährungspraxis und der Zunahme an Osteoporose-Erkrankungen „unübersehbar", wie es eine andere Forschergruppe formulierte.

Die Forschung hätte übrigens viel früher erkennen können, dass man mit der Empfehlung von Milchprodukten als Osteoporoseschutz den Teufel mit dem Belzebub auszutreiben versuchte. Denn alle Untersuchungen an größeren Bevölkerungsgruppen („epidemiologische Studien") hatten klar gezeigt: überall auf der Welt „tritt die Osteoporose umso häufiger auf, je größer die von den Menschen verzehrten Eiweißmengen sind". Darauf hatten Wissenschaftler wie *J.* Chalmers bereits Ende der 60er Jahre aufmerksam gemacht.

Bemerkenswert!: Keine andere Völkerschaft isst mehr Calcium als die Eskimos (vor allem durch den Verzehr von Fischgräten). Trotzdem: Die Polarmeerbewohner weisen weltweit die höchste Osteoporose-Rate auf. Paradox? Keineswegs. Denn es gibt auch kein anderes Volk der Erde, das mehr Eiweiß zu sich nimmt, nämlich bis zu 400 g/Tag! Wie ist es nun aber zu erklären, dass eine hohe Eiweißaufnahme die Knochen schädigt? Beim Abbau der Aminosäuren bilden sich reichlich saure Verbindungen, vor allem Ammonium- und Sulfationen. Um der Übersäuerung entgegenzuwirken, entzieht der Stoffwechsel den Knochen Kalk in Form von Calciumcarbonat oder Calciumcitrat. „Wer zu viel Protein isst", so neuerdings die Experten, „erhöht also die Säurebelastung seines Körpers und die Calciumkonzentration im Urin". Folge: Die Knochen entmineralisieren und werden brüchig.

Prostata-Adenom
Es gibt noch so manchen anderen Verdacht gegen das über die moderne Kost viel zu üppig aufgenommene tierische Eiweiß. So bringt man es z. B. mit der hohen Erkrankungsrate an Prostata-Adenomen in Verbindung. Viele Experten verweisen auch darauf, dass sich aus dem Eiweiß im Verlaufe der Verdauung leicht Fäulnistoxine (biogene Amine) bilden, die auf Dauer den Darm schwer schädigen und seine Barrierefunktion beeinträchtigen können. Heute gelangen üblicherweise täglich mehr als 12 g Eiweiß in Form von unverdauten Peptiden/Aminosäuren in den Dickdarm. Beim dort erfolgenden bakteriellen Umbau entstehen starke Gifte, neben den Aminen noch Phenole, Indole und vor allem Ammoniak.

Ein revolutionärer Denkansatz - heute erst recht!
„Bemerkenswert ist, dass bis heute in der Literatur keine sachlich begründete, haltbare Kritik an Wendts Konzept zu finden ist" (E. Semler).

Was Professor Lothar Wendt als Pionier, Visionär und Querdenker der Fachwelt vor mehr als 50 Jahren präsentierte, war ein neuartiges Konzept zum Verständnis der epidemieartig anwachsenden chronischen Leiden. Bei den von ihm entdeckten Eiweißspeicherkrankheiten handelte es sich um alles andere als den Spleen eines Außenseiters: Seine Folgerungen waren scharfsinnig und detailliert belegt, die Argumentation schlüssig und überzeugend. Trotzdem: Die Wissenschaft zog es vor, anderen Fährten nachzuspüren - und landete gleich mehrmals in einer Sackgasse. Schlüssige, stimmige Antworten hat man dort nicht anzubieten, dafür aber viele bunte und nicht ungefährliche Pillen (siehe Lipobay, nur eines von vielen fragwürdigen Arzneimitteln auf diesem Gebiet). Dabei war die Lösung zentraler drängender Probleme der zeitgenössischen Medizin im Modell der Eiweißspeicherkrankheiten bereits keimartig angelegt. Professor Wendt hatte den Finger auf die Wunde gelegt und jenen Ort im Organismus namhaft gemacht, an dem sich in vielen Fällen der Weg in Richtung Gesundheit oder Krankheit verzweigt. Folgen wir seinen Erkenntnissen, dann bleiben oder gelangen wir auf die sichere Seite. Und um uns dort dauerhaft einzurichten, bedarf es keiner aufwändigen Therapien, sondern nur einiger moderater Korrekturen auf dem zivilisatorischen Speisezettel. Norbert Messing

Bis hierher der Beitrag von Norbert Messing, den ich mit freundlicher Genehmigung des Verlages übernehmen durfte

Erfahrungsberichte

Für die folgenden **Erfahrungsberichte** haben alle Teilnehmer die Weitergabe ihrer Adresse erlaubt. Sie können sich selbst überzeugen, indem Sie dort anrufen. Wo gibt es das noch? Hier heißt es nicht: „Frau M. aus K. hat das gesagt", sondern Sie können es nachprüfen.

Erfahrungsbericht von Angelika Wolzen, 59302 Oelde, Bultstr. 34 Tel.: 02522/960438

(Anmerkung des Autors: Eigentlich wollte ich diesen Bericht verkürzen, aber zu beeindruckend ist dieser Leidensweg.)

Sehr geehrter Herr Fisseler, liebes Selbsthilfe-Team,

hier kommt mein Krankheitsbericht, wie ich ihn auch schon der Ärztekammer mitgeteilt hatte, da ich u. a. auch an einen Behandlungsfehler glaubte.

Anlage: : Abschrift Tagebuch 2002

ab 08.05.02 Nach Gymnastik dickes Knie und Schmerzen

16.5.02 Knie wurde punktiert von Dr. Meis

19.5.02 alles Private abgesagt, starke Schmerzen

21.5.02 Knie nicht mehr ganz so dick, kann aber nicht laufen

20.6.02 das Knie wieder dicker

21.6.02 wieder Dr. Meis, Meniskusschaden

09.07.02 Krankenhaus Beckum, nach der OP wahnsinnige Schmerzen!

11.07.02 immer noch wahnsinnige Schmerzen!

12.07.02 Starke Schmerzen, Kribbeln in den Beinen

15.07.02 starke Schmerzen

16.07.02 Gemeinschaftspraxis Beckum, Dr. Pathe

17.07.02 wieder nicht geschlafen starke Schmerzen, Tabl. vom Hausarzt geholt, helfen nicht!

18.7.02 Wieder zum Arzt, Gem. Praxis nach Beckum, da starke Schmerzen, Salbe.

21.7.02 – 29.7.02 Knie heiß und dick immer noch und wegen starker Schmerzen auch nicht geschlafen

30.7.02 wieder Praxis in Beckum Dr. Skuginna

04.08.02 starke Schmerzen

05.08.02 wieder Praxis Dr. Meis in Gütersloh

12.08.02 Dr. Meis

15.08.02 Dr. Meis, immer noch die gleichen Schmerzen, Knie dick

21.08.02 Gem. Praxis Beckum, diesmal wieder ein anderer Arzt, Dr. Ohlmeier, er meint es wird noch dauern

03.09.02 Dr. Meis wegen nicht auszuhaltender Schmerzen.

06.09.02 Knie dicker, Schmerzen

10.09.02 Spritze Dr. Meis

16.-19.02 Schmerzen

20.09.02 wieder Spritze, trotzdem Schmerzen

27.09.02 Überweisung für CT

28.09. – 05.10.02 Knie dick und Schmerzen

07.10.02 Dr. Meis punktiert und Kortison

10.10.02 Dr. Meis punktiert und Kortison

15.10.02 Dr. Rawitzer abwarten!?

24.10.02 Knie dick, starke Schmerzen

28.10.02 Dr. Rawitzer

07.11.02 Knie immer noch dick und heiß

15.11.02 starke Schmerzen

20.11.02 Kortison-Spritze Dr. Rawitzer

25.11.02 minimal besser

30.11.02 wie gehabt Schmerzen, Schmerzen, Schmerzen!

so ging es auch 2003 weiter, war insgesamt bei 19 Orthopäden, Chirurgen und Heilpraktikern, Ostheopathen usw.
Die meisten sagten: „Da kann man nichts mehr machen, das Knie ist kaputt, schade dass sie noch keine 60 sind, dann könnten sie ein neues Kniegelenk bekommen."

21.08.2003 angeblich immer noch oder schon wieder Meniskusschaden, erneute Meniskus OP jetzt in Münster, danach minimale Besserung, d.h., ich konnte nach einem halben Jahr nach der zweiten OP endlich 10 Min. ohne Gehhilfen gehen, dann wieder ½ Std. Pause usw. d.h. auch immer noch nicht alleine einkaufen, einmal durch den Supermarkt ist in 10 Min. kaum möglich. Hinzu bekam ich Depressionen.

Am 7.09.2004 bekam ich von Ihnen die Arthrose-Selbsthilfe Hefte zugeschickt und ich dachte, das wird mir auch nicht helfen, schließlich esse ich schon 25 Jahre kein Fleisch mehr und trinke schon seit Jahren grünen Tee, habe es dann halbherzig probiert. Natürlich ohne Erfolg.

Ende März in diesem Jahr bin ich dann zu allem Übel auch noch in der Dusche ausgerutscht und hatte danach wieder höllische Schmerzen.

Dann nahm ich noch einmal Ihre Hefte zur Hand und war jetzt endlich motiviert, es konsequent auszuprobieren, wenigstens 6 Wochen wollte ich durchhalten.

Das war mein Glück!!!

Schon nach 3 Wochen spürte ich eine kleine Linderung, aber nach allen negativen Erfahrungen dachte ich, das kann doch nicht sein, ist bestimmt nur Einbildung.
Doch heute nach 7 Wochen, es ist unglaublich, wie ein Wunder, ich habe kaum noch Schmerzen und kann schon 30 Min. ohne Gehhilfen laufen, allein einkaufen, die Wohnung aufräumen, spazieren gehen, ich bin überglücklich. Ich werde mich nie wieder anders ernähren! Und mir schmeckt es ausgezeichnet.

Vielen, vielen DANK!

Ich weiß gar nicht wie ich meine Dankbarkeit noch mehr ausdrücken könnte.

Danke, Danke, Danke....

Werde gleich der Selbsthilfe 75,-- € überweisen, und bitte sie, diese Heftchen meinem Vater, Heinz Südema, Am Rathaus 41, 26639 Wiesmoor zuzuschicken. *(erl. 24.05.05, Anm. des Autors)*

Sie können gerne meinen Bericht veröffentlichen. Hier noch einige Daten dazu:

Bei mir wurde im linken Knie Knorpelschaden Grad 4 festgestellt, d.h. kein Knorpel mehr da. Als mein Knieproblem begann, war ich 51. Ein 3/4 Jahr nach der ersten OP hatte ich mir auf Anraten meines Orthopäden ein Magnetfeld für 2.200,00 € gekauft, es auch 2-mal täglich 20 Min. benutzt, auch das half nicht. Ich war bei Spezialisten von Ostfriesland bis Freiburg. Zurzeit überlege ich, eine Selbsthilfegruppe in Oelde zu gründen. *(Wurde im Dezember 2005 gegründet, monatl. Treffen.)*

Herzliche Grüße
Angelika Wolzen

Zusatz zu meinem Erfahrungsbericht:
18.09.2005 In den letzten Monaten ist mein Knie 3 cm abgeschwollen, d.h. jetzt wieder ganz normal! 1 Std. Einkaufsbummel ist ohne Rückfall möglich! Seit Monaten komme ich ohne Schmerzmittel aus!
Und die Tabletten und Spritzen gegen die jahrelangen (25J) - nicht nur nächtlichen - Wadenkrämpfe benötige ich auch nicht mehr!

Mir gehrt es richtig gut!! Und das habe ich vor allem Ihnen zu verdanken, deshalb noch einmal ein
RIESEN DANKESCHÖN.

Falls Sie meinen Bericht noch verwenden wollen, hier auch gerne meine Telefonnr. 02522/960438.

Es grüßt sie überglücklich und herzlich
Angelika Wolzen

Erfahrungsbericht von Christa Benzing, 34593 Knüllwald-Völkerhain, 05681 1849

01.08.2000 Mittlerweile habe ich 18 kg abgenommen und fühle mich sehr gut, hatte allerdings mal zwischendurch so was wie einen Schub, aber ich nehme an, das ist auch normal. Das ist wieder besser geworden und ich fühle mich prima.

7.11.2000 Die Arthrose hatte ich in fast allen Gelenken. Besonders in den Armen, in den Händen, also ich hatte überall Schmerzen.

Seit Februar 2000 mache ich diese Ernährungsumstellung. Nach drei bis vier Wochen hatte ich die erste Linderung verspürt. Jetzt kann ich mich wieder gut bewegen, bin so gut wie schmerzfrei, aber wenn man irgendwie über die Stränge schlägt, ich meine, was anderes isst, merke ich das sofort. Es ist unwahrscheinlich, aber es ist so. Man fühlt sich dann auch nicht wohl, vielleicht ist es das schlechte Gewissen. Ich esse gerne Kuchen und dann habe ich den auch so gebacken, also mit Vollkornmehl, aber es war Zucker dabei und das war nicht gut.

Wenn ich mich aber an die Regeln halte, fühle ich mich gut und es geht laufend besser.

Erfahrungsbericht von Lothar Geißel, 34626 Neukirchen, Ortsstraße 5, 06694 268

04.07.2000 Bin jetzt 40 Jahre alt, habe seit 18 Jahren Arthrose in den Sprunggelenken, in der Hand und in den Kniegelenken. Seit meinem Unfall vor 2 Jahren haben sich die Probleme und Schmerzen noch verstärkt. Betroffen war das Grundgelenk im großen Zeh, überwuchert durch Gicht, Schmerzen aufsteigend bis in die Sprunggelenke und stechender Schmerz beim Laufen.

Eine Operation, bei der die geschädigten Knorpelflächen abgeschält werden sollten, war vorgesehen, entfällt aber jetzt. Die Ernährungsumstellung habe ich am Osterdienstag, 28.04.2000 begonnen, war anfangs schwierig für mich. Inzwischen läuft das reibungslos und meine Frau macht auch mit. Seit 4 Wochen habe ich keine Schmerzen mehr in den Sprunggelenken. Es geht mir deutlich besser, bin höher belastbar, neige weniger zu Infekten. Lothar Geißel

Erfahrungsbericht von Frau Olga Szielasko (55), 30880 Laatzen, Händelweg 4, Tel.: 0511 8217682

Laatzen, den 11.12.2003
Seit 10 Jahren habe ich Arthrose in beiden Knien. Ich war ständig beim Orthopäden, bekam Spritzen, Tabletten und Salben, aber nichts half. Dann hörte ich in der Talkshow von Fliege von der Arthrose-Selbsthilfe. Sofort setzte ich mich mit Herrn Fisseler in Verbindung und forderte mir Broschüren an. Seit dem 10.10.2003 lebe ich nach den Plänen der Arthrose-Selbsthilfe und bin so überrascht, dass ich es selbst kaum glauben kann. Aber es ist wahr, meine Schmerzen sind weg. Nach jahrelangen Schmerzen endlich schmerzfrei zu sein ist wunderbar. Ich danke Ihnen von Herzen.
Am 3.12.2003 sollte eine Arthrosekopie bei mir gemacht werden, nachdem ich den Einbau von künstlichen Gelenken bereits abgelehnt hatte. Aber ich konnte jetzt alles absagen.

Erfahrungsbericht von Regine Wacker, Bingerwiesen 5, 96126 Ermershausen, 09532 451
Ermershausen, 26.11.2003

Ich bin 52 Jahre alt. Seit 1998 leide ich an Arthrose im rechten Knie. Dreimal schon bin ich operiert worden, jedoch die Schmerzen wurden nicht besser. Nach der dritten Operation sagte man mir, dass die Knorpelschicht im Knie zerstört sei und man nichts mehr machen könnte. Frühestens mit 60 Jahren könnte man mir eine Knieprothese einsetzen. Dann bekam ich von einem Bekannten eine Kent-Depesche zum lesen, mit einem Artikel über Arthrose und der Adresse Ihrer Selbsthilfegruppe. Ich las, dass Arthrose sehr wohl heilbar sei mit der Ganzheitlichen Arthrose-Therapie (GAT). Daraufhin beschloss ich sofort, mit Hilfe Ihrer Broschüre „Arthrose – der Weg zur Selbstheilung", diese Therapie auszuprobieren. Am 27. Juli 2003 begann ich mit der Ernährungsumstellung. Bereits drei Wochen später spürte ich eine deutliche Besserung. Schmerztabletten brauchte ich keine mehr. Inzwischen habe ich 10 kg abgenommen (wiege wieder traumhafte 60 kg), bin fast schmerzfrei und fühle mich sehr wohl.

Natürlich mache ich mit der Therapie weiter, auch wenn es manchmal schwer fällt. Aber es lohnt sich. Mein Ziel ist es, irgendwann wieder gesund und ganz schmerzfrei zu sein.

Bei Ihnen möchte ich mich ganz herzlich bedanken, denn Ihre Broschüre hat mir den Weg gezeigt, mich selbst von den Schmerzen zu befreien, die mich jahrelang gequält haben.

Hätte ich die Arthrose-Selbsthilfe nur früher kennen gelernt, dann wären mir viele Schmerzen erspart geblieben.

Regine Wacker

Erfahrungsbericht von Walter Hanke, 75, 34295 Edermünde 3, Wolfershäuser Str. 13, 05665 5749, 2.12.2000

Im Herbst 1999 hatte ich starke Schmerzen im linken Knie. Ich ging also zum orthopädischen Arzt, der auf der Röntgenaufnahme Arthrose im linken Hüftgelenk feststellte. Auf meine Frage, wie man das wieder weg bekommt, antwortete er, überhaupt nicht. Arthrose ist nicht heilbar. Er sagte, wenn es schlimmer wird, bekommen sie von mir schmerzstillende Mittel. Und wenn es nicht mehr geht, müssen wir operieren.

Da ich auch schon immer Schwierigkeiten mit den Bandscheiben hatte, wurden die Schmerzen dann im Laufe des kommenden Frühjahres immer schlimmer. Ich konnte mir nur noch unter Schmerzen die Socken anziehen oder die

Schnürsenkel zumachen. Das Ein- u. Aussteigen am Auto wurde ganz schlimm. Wenn ich was Schweres gehoben hatte, ging gar nichts mehr und ich musste mich hinlegen. Ich erfuhr, dass, wenn man Schuhe mit weicher Sohle trägt, die Schmerzen schwächer sind. Und ich stellte fest, dass dieses stimmt.

Ende Juni 2000 las ich in der Zeitung den Bericht von der Arthrose-Selbsthilfe in Felsberg. Ich fuhr also hin und war von den Ausführungen des Herrn Fisseler stark beeindruckt. Ich kaufte mir das Heft „Arthrose, der Weg zur Selbstheilung" und fing gleich mit der Umstellung der Ernährung an. Außerdem kaufte ich mir die 2 Bücher, die in diesem Heft vorgestellt wurden und habe mir vorgenommen, die Ernährung 2 Jahre durchzuhalten.

Bei Beginn der neuen Ernährungsweise wog ich 79 kg. Nach ungefähr 8 Wochen hat sich mein Gewicht auf 68 kg eingependelt.

Hinzufügen möchte ich noch, dass ich nach 4-5 Wochen 10 kg abgenommen hatte und die Schmerzen sich erheblich gebessert hatten.

Inzwischen geht es mir so gut, dass ich zeitweise vergessen kann, dass ich Arthrose habe. Ich bin tagelang vollkommen schmerzfrei. Nur wenn ich was Schweres hebe, werde ich sofort daran erinnert, doch mit dem Unterschied, dass ich mich heute nicht mehr hinlegen muss, wenn ich zu schwer gehoben habe. Es hat nicht mehr die extremen Folgen.

Ich muss Herrn Fisseler und seinen Freunden dankbar sein, dass diese in selbstloser Weise so vielen Menschen helfen können, die mit so einer schmerzhaften Krankheit behaftet sind.

Ich wünsche, dass der Verein sich festigen und entwickeln möge und seine Ernährungsweise bei den Kranken Bestandteil einer Therapie werden möchte.

Gut finde ich die monatlichen Vortragsabende, bei denen jeder Besucher sich in den Diskussionen von den Erfolgen derjenigen ein Bild machen kann, die schon einige Zeit die Therapie machen und Gelegenheit hat, Fragen zu stellen und somit eine erfahrene Begleitung der Therapie bekommt.

Erfahrungsbericht von Detlef Mahrenholz, 76275 Ettlingen, Am Teilacker 4, 07243 90528 am 14.07.2005

Seit vergangenen November ernähre und verhalte ich mich nach Ihren Ratschlägen aus Ihrer Broschüre "Arthrose - Der Weg zur Selbstheilung".
Der Ausgangspunkt waren Schmerzen im Hüftgelenk, im Daumengelenk, im Großzehengelenk ...nachts ohne Schmerzen zu schlafen war nicht mehr möglich. Ich war gezwungen meine Laufbegeisterung zu Grabe zu tragen. Die Diagnose meines Orthopäden lautete „Verschleißerscheinung, da ist nichts zu machen, v.a. in ihrem Alter von 66 Jahren". Sie kennen das.
In der Zwischenzeit sind die Schmerzen allerdings auf wundersame Weise nahezu restlos verschwunden! Ich fühle mich wie von einer Fessel befreit. Nebenbei habe ich noch 4 kg verloren, was nicht beabsichtigt und nötig war.
Heute nun bin ich von einem 15 km Trainingslauf schmerzfrei zurückgekommen! Ende August werde ich wieder einen Halbmarathon laufen können!
Das habe ich Ihrer Selbsthilfegruppe zu verdanken!

Erfahrungsbericht von Frau Erika Siemon, 34327 Körle, Mühlenfeldstr. 24, Tel.: 05665 1686

2. April 2001 Bericht nach 8 Wochen Ernährungsumstellung wegen akuter Arthrose

Diagnose
Diagnose des Orthopäden vor ca. 1 Jahr nach erfolgten Röntgenaufnahmen: Hüftarthrose. In 10 bis 12 Jahren würde ich wohl ein künstliches Hüftgelenk brauchen. Auf meine Frage, was ich selber dagegen tun könne, hörte ich auch den bekannten Satz: „Das ist Verschleiß, da kann man nichts machen."

Verordnung und Therapie
Verordnet wurde das Schmerzmittel Diclofenac (durchschnittlicher Verbrauch 8 -10 Tabletten pro Monat), Zeel-Tabletten zum Knorpelaufbau (2 Tabl. täglich), sowie Bewegung und Gymnastik wurden empfohlen.
Beinahe 1 Jahr lang bewegte ich mich eifrig (Radfahren, Gymnastik und zum Schluss auch Fitnesstraining), nahm regelmäßig die Zeel-Tabletten, aber so sehr ich mich auch abmühte, es wurde und wurde nicht richtig besser. Immer wieder waren die starken Schmerzen in der Hüfte, die ich nur durch Schmerztabletten in den Griff bekam. Mit der dauerhaften Tabletteneinnahme und den ständigen Schmerzen wollte ich mich aber nicht abfinden und ich suchte nach einem anderen Weg.

Neue Therapie
Ich hatte von der „Arthrose- Selbsthilfe" in Felsberg gehört. Skeptisch machte ich mich das erste Mal auf den Weg dorthin, war jedoch von den Berichten der Betroffenen so beeindruckt und überzeugt, dass ich gleich am folgenden Tag (Anfang Februar 2001) meine Ernährung umstellte, auf alle tierischen Produkte verzichtete und viel Obst und Gemüse aß (alles nach Empfehlung und Vorschlägen der Broschüre "Arthrose, Anleitung zur Selbstheilung" sowie anderer empfohlener Literatur). Es wurde gesagt, dass nach 6 - 8 Wochen Ernährungsumstellung eine Schmerzlinderung eintritt. Ich hatte mir und meinem Körper insgeheim jedoch eine Frist von einem halben Jahr gegeben. So lange wollte ich geduldig auf die Schmerzlinderung warten. Aber es kam ganz anders: Nach nur einer Woche seit Beginn der Umstellung musste ich meine letzte (!) Schmerztablette nehmen, hatte in den folgenden 3 - 4 Wochen auch noch gelegentlich kurze, stechende Schmerzen. Und jetzt, nach 8 Wochen, bin ich fast völlig schmerzfrei. Ob ich in 1 Jahr wohl meine frühere Hüftbeweglichkeit wieder habe?
Aufgrund meiner eigenen zwar noch kurzen, jedoch erstaunlichen Erfahrungen und den Berichten anderer Betroffener möchte ich allen Erkrankten Mut zu einer Ernährungsumstellung machen und ihnen raten, den berühmten „kleinen inneren

Schweinehund" zu überwinden. Man gibt wenig auf und gewinnt sehr viel. Erika Siemon

**Erfahrungsbericht von Ulrich Sacher,
Markt 187, 09477 Jöhstadt, Tel.: 037343-2327**

11.08.04 Seit einem dreiviertel Jahr ernähre ich mich nun nach den von Ihnen vertretenen Richtlinien im Heft GAT. Vorausgegangen war ein MRT-Befund in dem mir mitgeteilt wurde, dass ich eine Hüftkopfnekrose Grad IV mit einer Eindringtiefe bis 17 mm in der linken Hüfte habe, der sehr schmerzhaft und entzündlich war. Die überweisende Ärztin riet mir zu einer umgehenden OP. Außerdem stand eine Schilddrüsen OP an. Ich bin nur noch durch meinen Laden gehuscht.

Bereits nach einem Monat war die Entzündung verschwunden, der Schmerzkreislauf durchbrochen und ich konnte die Tabletten VIOXX reduzieren und schließlich ganz vergessen. **Schilddrüsenmedizin habe ich dann auch abgesetzt.** Im Januar war ich dann in der UNI-Klinik Dresden um mich zwecks einer Überkronung der Kugel zu informieren, dies sei leider bei meinem Restknochenzustand und Alter zu spät. Mit Aquajogging, ab und an Laufen und mit Hilfe eines ausgedienten Fahrrades welches ich zum "Hometrainer" umfunktionierte, ab und an Krankengymnastik in der Physiotherapie hat sich mein Lebensgefühl mit der Zeit vollkommen neu definiert. Nebenbei verlor ich in den letzten 2 Jahren ca. 15 kg. Meinem behandelndem Arzt Dr. Honscha zeigte ich Ihr Heft ebenfalls. Nach einem halben Jahr gratulierte er mir zu meinem Zustand. Auf die Blutwerte, die ich nach einem Jahr machen lassen werde, bin ich sehr gespannt. Die Schilddrüsenärztin, die ich im Jan. aufsuchte bestellte mich jetzt erst in einem Jahr zu einer weiteren Untersuchung. Als nächstes will ich versuchen, richtige orthopädische Schuhe zu bekommen um den Beckenschiefstand weiter zu korrigieren, da tgl. Muskelverspannungen sich neu aufbauen. Ich fühle jetzt endlich wieder meinen Körper.

Dass ich kaputte Knochen habe, merke ich natürlich noch täglich an einer eingeschränkten Belastbarkeit, die sich jedoch wesentlich verbessert hat. Die weiteren bestellten Broschüren benötige ich für Bekannte, mit denen ich natürlich darüber spreche.
Ich danke Ihnen für Ihre Bemühung um die Arthrosekranken.
Ulrich Sacher

Erfahrungsbericht von Wolfgang Deesz, Waldstrasse 28, 66129 Saarbrücken, Tel.: 06805/22071

26.07.2005
Nachdem ich vor nunmehr gut zwei Monaten Ihre Unterlagen angefordert habe und mich seit etwa dieser Zeit nach den von Ihnen genannten Prinzipien ernähre, möchte ich Ihnen von den gemachten Erfahrungen berichten.

Zunächst möchte ich die Ausgangslage beschreiben: Ich bin 67 Jahre alt. Seit etwa 6 bis 10 Jahren leide ich im linken Hüftgelenk zunehmend unter den Symptomen der Arthrose. Als Behandlung injizierte mir mein Orthopäde eine Substanz namens Sysplasin in die Gelenkkapsel, ein Hyaluronsäurepräparat. Der Erfolg war, dass die Beschwerden für die Dauer etwa eines Jahres deutlich zurückgingen, sich jedoch tendenziell von Jahr zu Jahr verstärkten und zuletzt so hinderlich wurden, dass mir in gewissen Situationen das Gehen nur noch unter erheblichen Schmerzen möglich war. Die letzte Spritzenserie liegt etwa 8 Monate zurück. Ich nahm regelmäßig ein Präparat zur Blutdrucksenkung. Schmerzmittel habe ich in diesem Zusammenhang nicht genommen, in einer instinktiven Abneigung dagegen, lediglich Krankheitssymptome zu unterdrücken. Ich war leicht übergewichtig.

Meine Frau leidet seit etwa drei Jahren ebenfalls unter Arthrose, zufälligerweise auch im linken Hüftgelenk. Sie wurde vom gleichen Orthopäden in der gleichen Weise behandelt und hatte eigentlich nur beim ersten Mal mit Sysplasin einen guten Erfolg. Danach wurden die Intervalle, in denen die Injektionen erfolgten, immer geringer. Sie ist durch die auch nachts erheblichen Arthrosebeschwerden stärker als ich beeinträchtigt und bekämpft die Schmerzen zusätzlich regelmäßig durch schmerz- und entzündungshemmende Mittel (übrigens ohne nennwerten Erfolg). Zusätzlich nimmt sie Präparate zur Osteoporoseprophylaxe und -therapie. Sie hat deutliches Übergewicht.

Wir hatten uns in der jüngeren Vergangenheit, nicht zuletzt mit Hinblick auf das bestehende Übergewicht, fleisch- und fettarm mit viel Gemüse, Obst und Vollkornprodukten ernährt. Allerdings haben wir relativ viel Kaffee getrunken, zum Frühstück gefiltert und im Verlauf des Tages mehrfach Cappuccino mit aufgeschäumter Milch. Insbesondere meine Frau hat zusätzlich reichliche Milchprodukte (Joghurt, Quark) gegessen.

In dieser Situation erwog meine Frau den Ersatz des Hüftgelenks. Bei Recherchen im Internet (mit dem Ziel eine geeignete Klinik zu finden) stieß ich auf Ihre Gruppe und ließ mir, wie bekannt, Ihre Unterlagen schicken.

Ich habe, zugegebenermaßen, die Unterlagen nicht vollständig studiert und beim Überfliegen mitgenommen, dass die Vermeidung tierischen Eiweißes, Industriezuckers und "weißen Mehles" der Schlüssel zur Regeneration des geschädigten Knorpels seien. Damit gab ich mich zufrieden und wandte mich dem Kochbüchlein Ihrer Frau zu. (Als Ruheständler koche meist ich, um meine Frau zu entlasten, die mit der Sorge um das in unserem Haushalt lebende Enkelkind ausreichend belastet ist.)

Unser Ernährungsplan sah nun so aus, dass wir den Kaffee ganz aufgaben, zum Frühstück grünen Tee als Getränk nahmen und eine größere Portion Obst auf einem käuflichen Müsli mit frisch gemahlener Hirse und einem guten käuflichen Fruchtsaft aßen. Mittag- und Abendessen gestalteten wir nach den Rezepten Ihrer Frau oder aßen abends auch einfach frischen Salat und selbstgebackenes Vollkornbrot mit Butter, Tomaten und Kräutern oder auch einem selbsthergestellten oder gekauften eiweißfreien Aufstrich.

Nach relativ kurzer Zeit, ca. 3 Wochen, fühlte ich einen deutlichen Rückgang der Beschwerden und eine erhebliche Verbesserung der Beweglichkeit, nicht nur im betroffenen Gelenk. Inzwischen kann ich kleine bis mittlere Strecken (bis etwa 5 km) schmerzfrei in normaler Geschwindigkeit gehen.

In den nunmehr etwa 8 Wochen nach der Ernährungsumstellung habe ich ca. 6 Kilo abgenommen und inzwischen ein Gewicht erreicht, das unter dem üblicherweise angegebenen "Idealgewicht" liegt, bei weiterhin relativ schnell sinkender Tendenz.

Was die Selbsteinschätzung meines Zustands betrifft, so ist die Arthrose mit Sicherheit noch nicht "geheilt", in bestimmten Bewegungssituationen werde ich durchaus noch mehr oder weniger unsanft an die Krankheit erinnert. Diese Beschwerden gehen aber ständig in Häufigkeit und Intensität zurück. Ich hätte mithin Grund sehr zufrieden zu sein, wenn nicht der Zustand meiner Frau im Wesentlichen unverändert geblieben wäre.

In dieser Situation, die sie zunehmend verzweifeln ließ, rief sie am letzten Wochenende bei Ihnen an. Sie erinnern sich möglicherweise an den Anruf. Ihr Rat war, sich strikt an den in dem gelben Heft angegebenen Tagesplan zu halten (den ich, wie gesagt, beim Überfliegen nicht explizit zur Kenntnis genommen hatte), und zunächst nur Obst und Salat zu sich zu nehmen. Das geschieht im Augenblick. Zur Steigerung der Motivation und zur "moralischen Unterstützung" verhalte ich mich ebenso. Der Erfolg steht nach zwei Tagen natürlich noch aus. Sowohl ich als auch meine Frau haben die vorgenannten Medikamente probehalber abgesetzt.

Soweit also mein Zwischenbericht. Wenn Sie mögen, können sie gerne geeignete Teile daraus veröffentlichen. In toto ist er sicherlich dazu nicht sonderlich geeignet.

In der berechtigten Hoffnung, letztlich aufgrund Ihrer ungemein verdienstvollen Tätigkeit in absehbarer Zeit gemeinsam mit meiner Frau wieder ganz hergestellt zu sein grüße ich Sie

Wolfgang Deesz

Wir backen unser Vollkornbrot selbst.
Dazu benötigen wir eine Körnermühle, denn das Vollkornschrot muss frisch verbacken werden.

Vollkornbrot mit Sauerteig und Hefe 1100g

1. Tag 200 g Roggenvollkornschrot
200 g Wasser 40°
50 g Sauerteig
verrühren und bei ca. 20° abgedeckt stehen lassen

2. Tag 200 g Roggenvollkornschrot
in 300 ml Wasser von 40° 2 Std. einweichen, 50 g vom Teig des Vortages entnehmen und als Sauerteig für das nächste Brot in den Kühlschrank stellen, mit etwas Dinkelmehl bedecken.
Den Rest mit
150 g Roggenvollkornschrot
150 g Dinkelvollkornschrot
½ Würfel Hefe
20 g Salz (2 Teelöffel gestrichen)
in die Knetmaschine geben und das eingeweichte Roggenvollkornschrot hinzufügen und kneten.
Wahlweise ergänzen mit
50 g Sonnenblumenkerne ganz
oder 50 g Sesam ganz
oder 50 g Leinsamen ganz, dafür weniger Roggen

alles gut durchkneten und in die mit Butter ausgepinselte Backform füllen.
Oberseite mit nassem Teigschaber glatt streichen und evtl. einritzen.
1 Stunde bei 20° (im Zimmer) gehen lassen. Dann
1 Stunde bei 50° (im Backofen) gehen lassen, dann
1 Stunde bei 200° backen.
Wasser in den Backofen stellen, Schüssel nicht größer als 15 cm ⌀.
Diese Menge reicht aus für eine 35 bis 40 cm Sandkuchen-Kastenform.
Andere Mengen im selben Verhältnis ansetzen.

Meine Frau backt immer 3 Brote auf einmal. Die halten sich im Frischhaltebeutel bis zu 2 Wochen.

Sauerteig selbst herstellen
1. Tag: 50 ml Wasser 40° warm, mit 50g Roggenmehl ansetzen und bei 20° Raumtemperatur mit Folie abgedeckt stehen lassen.
2. Tag: weitere 50 ml Wasser 40° warm mit 50 g Roggenmehl hinzufügen und bei 20° Raumtemperatur mit Folie abgedeckt stehen lassen.
3. Tag: 100 g, Wasser 40° warm und 100 g Roggenmehl hinzufügen und wieder bei 20° Raumtemperatur abgedeckt stehen lassen.

Ergibt am 4. Tag 200 g Sauerteig.

Keime und Sprossen
Wenn wir keine frischen Kräuter bekommen, züchten wir Keime und Sprossen in einem extra dafür angeschafften Keimgerät. Außer Alfalfa, Kresse und Rettich gibt es noch viele weitere Samen dafür im Reformhaus.

Säure messen
In der Apotheke gibt es ein kleines Heftchen mit Papierstreifen von Rebasit. Einmal wöchentlich kurz in den Frühurin

eintauchen und die Verfärbung mit der Farbskala vergleichen. Über pH7 ist basisch, darunter sauer.

Vermeiden Sie Fehler

Wenn Sie weiterhin Schmerztabletten einnehmen, fördern Sie die Übersäuerung ihres Körpers. Lassen Sie sich Spritzen in das Gelenk geben, kann das den Heilungsprozess stören und behindern. Verstärken Sie lieber die Wirkung der GAT, indem Sie über mehrere Tage nur Obst essen.

Bleiben Sie auf der sicheren Seite, indem Sie alles meiden, was nicht in diesem Buch steht. Wenn Probleme auftauchen, rufen Sie uns an, bevor Sie einen Fehler machen. Telefonberatung ist bis 15 Minuten kostenlos.

Argumente, die Ihnen bei der neuen Denkweise helfen können.

Wissen ist nicht nur das, was aus der Wissenschaft kommt. Auch aus der Erfahrung kann Wissen hervorgehen, wie schon in der Frühzeit der Menschheitsgeschichte.

So wie jeder gravierend neue Gedanke in der Geschichte der Wissenschaft zunächst auf allerheftigsten Widerstand gestoßen ist, war auch die Entdeckung der Arthroseheilung durch spezielle Ernährungsmaßnahmen begleitet von Störfaktoren und Hindernissen, von Uneinsichtigkeit, Neid und Angst vor Machtverlust. Die Idee der ganzheitlichen Arthrose-Therapie (GAT) wird aber letztendlich von niemandem auf der Welt aufgehalten werden können, denn es ist die preisgünstigste und natürlichste Methode, um diese hässlichen Gelenkschmerzen zu überwinden.

Darum richten wir an alle Ärzte die Bitte:
„Sagen Sie nicht weiterhin, da kann man nichts machen, damit muss man leben. Erwähnen Sie wenigstens in einem einzigen Satz, dass in der Arthrose-Selbsthilfe mit einer speziellen Ernährungstherapie schon Erfolge erzielt wurden." Das ist kein

unerlaubtes Besserungs- oder Heilungsversprechen, weil die Betroffenen nur dann Erfolg haben können, wenn sie selbst aktiv mitarbeiten und die angebotenen Regeln konsequent einhalten. Wir können Niemanden heilen oder seine Krankheit auch nur geringfügig bessern. Aber wir sind überzeugt davon, dass die Betroffenen ihre Heilung gern selbst in die Hand nehmen würden, wenn sie nur wüssten, wie sie das anfangen sollen.

Damit Sie, liebe Leserin und lieber Leser, die in diesem Buch gegebenen Hinweise noch besser verstehen, sollten Sie die hinten aufgeführten Bücher nach und nach lesen. Sie finden darin die notwendige Bestätigung und werden sicherer gegenüber dem Geschwätz „guter Freunde", die sie von diesem Weg wieder abbringen wollen. In jüngster Zeit lesen wir in der Zeitung, oder sehen im Fernsehen immer öfter etwas über die gesunde Mittelmeerküche. Die ist vorläufig für uns noch tabu, kann aber, wenn wir zwei Jahre lang nach unserer Methode gelebt haben und erfolgreich waren, eine vernünftige Alternative sein, nach der wir dann unseren Speiseplan gestalten. Wir haben gelernt, auf unseren Körper zu achten, der sich schnell wieder mit Schmerzen meldet, wenn wir zu sehr von der gesunden Linie abweichen. Wenn viele unserer Teilnehmer auch nach zwei Jahren nicht wieder tierische Produkte essen, dann begründen sie das damit, dass sie sich mit der GAT so viel besser fühlen, und sie haben die Erfahrung gemacht, dass der Mensch kein Fleischesser oder Mischköstler ist.

Auch sollten Sie dieses Buch immer wieder lesen, denn die Texte sind so kompakt formuliert, dass man leicht etwas übersehen kann. Sie werden erstaunt sein, was Sie bei einem späteren Durchgang noch alles entdecken.

Wie gut sind unsere Erfolgsaussichten?
Auf jeden Fall besser als bei jeder „klassischen" Behandlungsmethode. Ursprünglich gingen wir davon aus, dass die Erfolgsquote bei 80 Prozent liegt. Gemessen an den bisherigen

Erfahrungsberichten liegt sie aber sehr wahrscheinlich deutlich darüber. Das Alter spielt dabei keine Rolle.

Anmerkungen

Am 1. Mai 2005 war die Arthrose-Selbsthilfe seit über fünf Jahren aktiv im Einsatz. Die in dieser Zeit gesammelten Erfahrungen und Erfolgsberichte sind so überzeugend, dass ich an dieser Stelle gern einen Satz aus dem Vortrag von Dr. Wallach zitiere, den ich der Kent-Depesche Nr. 7/2002 entnommen habe. Dr. Wallach sagt: „Eine der gemeinsten Lügen der Schulmedizin im Zusammenhang mit Arthrose lautet, dass sie unheilbar sei."

Häufig gestellte Fragen

Es wird gesagt, der Knorpel könne nicht nachwachsen, eine Heilung von Arthrose sei nicht möglich.
Gegenfrage: „Haben Sie mit der speziellen Ernährungstherapie GAT der Arthrose-Selbsthilfe schon einen Versuch gemacht?"

Frage: Womit kann ich den raffinierten Zucker ersetzen?
Antwort: Bei konsequenter Anwendung der GAT geht der Wunsch nach Süßem langsam zurück. Ist das Verlangen danach sehr stark, trinken wir ein bis zwei Glas Wasser und kauen Mandeln und Nüsse. Wenn in Rezepten ein Süßmittel erforderlich ist, verwenden wir Stevia.

Frage: Eine Kur mit Apfelessig soll doch so gesund sein?
Antwort: Der Erfinder dieser Empfehlung, Dr. Jarvis aus den USA, hat einen schweren Schlaganfall erlitten und ist zu geistiger Arbeit nicht mehr fähig, hat seine Tochter berichtet. Manchmal trifft so ein Irrtum auch den Verursacher. In der Ganzheitlichen Arthrose-Therapie (GAT) wird jeder Essig abgelehnt, denn es gibt keinen Essig, der nicht säurebildend ist.

Arthrose-Information für Ärzte

Bekanntlich ist die Ursache der primären Arthrose wissenschaftlich nicht aufgeklärt. Wohl bekannt sind eine Vielzahl beteiligter Mechanismen der Knorpel- und Gelenkdeformation. Sehr umfangreiche Forschungen konzentrieren sich hingegen auf Heilungsmöglichkeiten, neben etablierten pharmakologischen und endoprothetischen Methoden gelegentlich auch Untersuchungen zum Knorpelaufbau (mit bescheidenen Ergebnissen) und neueste Entwicklungen des Knorpelersatzes durch Knorpelzüchtung. Gemessen an diesem Forschungsaufwand hat es uns immer verwundert, wie wenig die gängigen Hypothesen zur Ursache der Knorpeldestruktion wissenschaftlich präzise formuliert und überprüft worden sind.

Unsere Erfahrungen aus der "Ganzheitlichen Arthrosetherapie (GAT)" deuten noch auf einen wesentlichen Kausalfaktor für Entstehung und Progredienz der Arthrose hin, den wir in der alimentär induzierten Übersäuerung sehen. Unsere Grundthese lautet: Der Knorpelschaden der Arthrose ist nach vielfach bestätigten Beobachtungen kein Verschleiß, sondern ein Säurefraß des Knorpels.

Dieses Konzept findet seine wissenschaftliche Fundierung in den Arbeiten von Professor Lothar Wendt, der in seinem Werk "Die Eiweißspeicherkrankheiten" zeigen konnte, dass es - in Analogie zum Fettspeicher in den Fettgeweben und zum Zuckerspeicher im Muskelgewebe - einen Eiweißspeicher im Sinne einer Ablagerung von Eiweiß gibt, dass dieser im wesentlichen die Basalmembran und das Bindegewebe darstellt und dass er funktionell Auswirkungen hat, wie dies auch bei bestimmten anatomischen Aspekten der Fettspeicher (Portaler Fettspeicher, Fettstreifen etc.) der Fall ist. Zu diesen Auswirkungen der Eiweißspeicher in der Pathogenese wird man durch den Nachweis von Korrelationen zwischen Eiweißdichte und verschiedenen Organ- und Gefäßkrankheiten geleitet. Außerdem besteht auch eine Korrelation zum Säurehaushalt. Professor Wendt konnte im Tierversuch darüber hinaus zeigen, dass die Eiweißdichte im Gewebe mit der Eiweißaufnahme korreliert und bei Eiweißkarenz zurückgehen kann.

In der Arterioskleroseforschung stößt man gelegentlich auf Fragen, die den Komplex Eiweißpathogenität berühren. Es scheint Bewegung in das Thema zu kommen. Wir aber haben seit Mai 2000 umfangreiche positive Erfahrung mit konsequenten Diätformen der Eiweißreduktion, die sich insofern den Empfehlungen der Deutschen Gesellschaft für Ernährung verwandt fühlen, dass auch von dieser Seite ein zu hoher Eiweißanteil an der Ernährung immer wieder kritisch angemerkt worden ist. In unserer GAT wird dieser Aspekt der Ausleitung von überschüssigem Eiweiß mit der Ausleitung von Übersäuerung und weiteren naturheilkundlichen Gesichtspunkten der Nahrungszusammenstellung kombiniert. Im Ergebnis haben wir Heilerfolge bei Arthrose, die unserer Meinung nach rechtfertigen, den von uns angesprochenen Mechanismen - im Anschluss an Wendt - in Zukunft entschieden größere wissenschaftliche Aufmerksamkeit zu widmen.

Arthrose ist nach unserem - in vielen Einzelerfahrungen bestätigten Konzept "heilbar". Wir können den Prozess der Knorpeldestruktion offensichtlich stoppen mit großem Erfolg für die Betroffenen. Die Arthrose schreitet nicht fort, der Knorpel, wo er noch vorhanden ist, erholt sich nach dem klinischen Eindruck deutlich und wird belastbarer, die Schmerzen sinken so wesentlich, dass die Patienten oft keine weitere Therapie mehr brauchen. Diese erfreulichen Erfolge, vor allem für die Patienten, sollten uns allen zu denken geben. Wir können unsere Mediziner und Wissenschaftler nur ermutigen, die GAT zu beachten, wenn sie Arthrose bessern oder heilen wollen.

Ein Arzt aus dem Expertengremium der Arthrose-Selbsthilfe hat diesen Text für seine Kollegen formuliert.

Systemkritik

Es tut sich was

Das Hamburger Nachrichtenmagazin „Der Spiegel" berichtete in seiner Ausgabe 22/2005 darüber, dass hochrangige Gesundheitswissenschaftler sich jahrelang Studien von der Tabakindustrie bezahlen ließen, für Studien, aus denen hervor geht, dass Zigaretten so ungesund gar nicht sind und im Heft 35/2005 (ab Seite 132) steht auf dem Titelblatt: „Sinnlos unterm Messer - Das Geschäft mit überflüssiger Medizin". Aber das ist noch nicht der Anfang.

Hier eine Liste Systemkritischer Bücher.

1985/00	Hans Ruesch	Die Pharmastory
		Der Große Schwindel
1998/01	Lynne McTaggart	Was Ärzte Ihnen nicht erzählen
1998/11	Jo Konrad	Zusammenhänge
2000/11	Jo Konrad	Ursprünge
2001/00	Volker Angres	Futter fürs Volk
2001/00	Hans Herbert von Arnim	Das System
2002/00	Johannes Jürgenson	Die lukrativen Lügen der Wissenschaft
2003/00	Jörg Blech	Die Krankheitserfinder
2003/04	Kurt G. Blüchel	Heilen verboten, töten erlaubt
2004/00	Dr. Ghislaine Saint-Pierre Lanctôt	Die Medizinmafia
2004/08	Jo Konrad	Wendungen
2004/08	Erdogan Ercivan	Gefälschte Wissenschaft

> Der Autorin wurde die Approbation entzogen

Warum ist Systemkritik ein Bestandteil dieses Buches?
Es hätte nicht geschrieben werden müssen, wenn unser Gesundheitssystem so funktionieren würde, wie wir alle das erwarten. Da jetzt namhafte Zeitschriften (Focus, Spiegel, Stern) dieses Thema aufgreifen, können wir hoffen, dass der notwendige Wandel in nicht allzu ferner Zukunft liegt. Ob wir uns wünschen sollen, dass der Wandel vor dem Zusammenbruch kommt, oder besser nachher, vermag ich nicht zu sagen. So ein Untergang kann auch eine reinigende Wirkung haben.

Warum sollte sich jeder einzelne mit diesen Fragen beschäftigen?

Weil die Gefahr besteht, dass wir entmündigt werden, dass unsere schöne Demokratie ganz allmählich und kaum spürbar in eine Diktatur umgewandelt wird. Nicht ein neuer Adolf oder ein alter Kaiser steht dann an der Spitze, sondern die mächtigen Finanzbosse, die schon jetzt vieles über unsere Köpfe hinweg entscheiden, die ihre Macht dazu missbrauchen, immer noch mehr Geld zu scheffeln.

Es ist geschehen, dass ein Kind zwangstherapiert wurde, weil die Eltern eine andere Therapie wollten, als die Schulmedizin. Die gesetzlich zugesicherte Therapiefreiheit ist dahin.

Es ist geschehen, dass wertvolle neue Erkenntnisse unterdrückt wurden, weil unser Leben und unser Gesundheitssystem dadurch ganz erheblich billiger geworden wären.

Es ist geschehen, dass unsere anscheinend zentral gesteuerten Medien gemeinschaftlich Rufmord begangen haben, dass unsere Gerichte Entscheidungen trafen, die der durch diesen Rufmord entstandenen Massenhysterie entsprachen, ohne Rücksicht darauf, dass grundlegende Gesetze verletzt wurden.

Unser Gesundheitssystem hat sich auf einen falschen Weg verirrt. Es muss alles viel Geld kosten und könnte doch so billig sein. Wenn wir einfach nur unseren gesunden

Menschenverstand einsetzen und uns das richtige Wissen selbst aneignen, das uns vorenthalten wurde, sind Gesundheit und ein deutlich längeres Leben ohne Krankheiten erreichbar und fast zum Nulltarif zu haben. Aber das kann nicht sein, weil es nicht sein darf.

Wer vor all diesen Ereignissen seine Augen und Ohren verschließt, lebt zunächst sorgloser, sollte sich aber nicht beklagen, wenn er dereinst wie ein Lamm zur Schlachtbank geführt wird.

Wenn wir, die denkenden Menschen in angeblich aufgeklärten Nationen dieser Erde, zulassen, dass Menschen heutzutage wieder mit Willkür-Gerichtsverfahren in Gefängnissen oder gar in Konzentrationslagern verschwinden (wie Dr. Hamer), wenn wir zulassen, dass wertvolle Erkenntnisse unterdrückt werden (nicht nur die von Professor Wendt), weil sie der kleinen Gruppe der Mächtigen schaden würden, dem ganzen Volk aber erhebliche Vorteile verschaffen könnten, dann sei in diesem Zusammenhang an das weise Zitat von Pastor Niemöller erinnert:

„Als die Nazis die Kommunisten holten, habe ich geschwiegen; ich war ja kein Kommunist. Als sie die Sozialdemokraten einsperrten, habe ich geschwiegen; ich war ja kein Sozialdemokrat. Als sie die Gewerkschafter holten, habe ich geschwiegen; ich war ja kein Gewerkschafter. Als sie die Juden holten, habe ich geschwiegen; ich war ja kein Jude. Als sie mich holten, gab es keinen mehr, der protestieren konnte."

Astrid Schaper hat am 03. September 2002 zum 29. Monatstreffen der Arthrose-Selbsthilfe spontan diesen beeindruckenden Vortrag gehalten.

Also mit dem Essen ist das immer so eine Sache. Man kann sich satt essen und man kann sich auch überfressen. Das Überfressen, das ist eigentlich früher gewesen, als wir noch Fleisch-, Wurst-, Käse- und Allesesser waren. Jetzt, wo wir umgestellt haben, das ist über zweieinhalb Jahre her, sieht das anders aus. Die ganze Familie hat mitgezogen, mein Mann ist der Arthrose-Patient gewesen und unsere drei Kinder machen mit. Eines davon war damals schon gar nicht auf Fleisch aus, und somit sind wir einfach umgeschwenkt auf vegetarische Kost.

Dem Vorschlag, wir könnten nach zwei Jahren wieder so essen wie früher, muss ich widersprechen. Ich würde auch in zehn Jahren wahrscheinlich kein Fleisch mehr essen. Diese ganzen Dinge, die in der Zwischenzeit durch die Presse gegangen sind, über Rinderwahnsinn, Skandale, Hormone, wie Fleisch auf den Markt kommt, wie Tiere gehalten werden. Irgendwann ist man dessen so überdrüssig, dass man sagt: „Wir brauchen das gar nicht. Wir haben so viel Auswahl an vegetarischer Kost." Wir sind nicht bei dem bisschen Gemüse geblieben, das wir früher als Beilage auf dem Teller hatten, sondern wir haben total umgestellt und die Portionen entsprechend vergrößert. Ganz neue Lebensmittel haben wir entdeckt, die wir früher überhaupt nicht kannten. Somit ist unser Tisch sehr viel vielfältiger geworden. Ich brauche gar kein Fleisch. Ich weiß gar nicht, wo ich das noch hinpacken soll auf meinem Teller. Der ist randvoll, da passt kein Fleisch mehr drauf. Da kommen keine Buletten mehr drauf und auch kein Fisch. Das geht also auch ohne.

Warum muss ein Tier geschlachtet werden, frage ich mich. Unser Verhalten ist wirklich schlimm geworden. Die Marktwirtschaft hat es uns aufgedrängt. Das Fleisch wurde billiger und billiger. Wir haben damals das Hackfleisch für DM 4,99 bekommen und damit kann man ja jedes Gericht verzaubern. Die Rezeptbücher quellen über mit Fleischrezepten und wenn Gäste kommen, dann wird natürlich auch erst mal richtig aufgetischt – das habe ich mir abgeschminkt. Selbst wenn bei uns Besuch ist, die dürfen nicht rauchen, das durften sie schon früher nicht und es gibt auch für meine Gäste grundsätzlich vegetarisches Essen. Ich habe noch keinen gehört, der sich beschwert hat. Mein Vater verlangt immer, dass viel Soße dabei ist, das ist auch kein Problem. Warum muss ich Fleisch auf den Tisch stellen, nur weil Besuch kommt, oder weil irgendein besonderer Anlass ist. Wenn die Kinder Spaghetti mit Soße haben, sind die eh glücklich und wenn das Vollkornnudeln sind, dann müssen sie sich halt daran gewöhnen. Das tun die auch, es gibt keine Probleme damit. Es ist ein Umdenken und das muss in unserem Kopf erfolgen. Das ist ein ganz wichtiger Prozess.

Wenn der Arzt Ihnen sagt: „Diese Arthrose ist nicht heilbar", was geht da in Ihrem Kopf vor? Da sagen Sie: „Oh, ich habe eine böse Krankheit, ich habe vielleicht Krebs oder ich habe Arthrose und keiner kann was dagegen tun. Irgendwann werde ich daran sterben und werde schlimme Schmerzen haben." Würde der Arzt aber sagen: „Da bahnt sich was an, in Ihrem Gelenk. Sie müssten mal die Ernährung umstellen. Das kriegen wir aber wieder hin, gar kein Problem. Sie müssen da fest dran glauben und Sie schaffen das. Sie stellen einfach so ein bisschen was um, essen etwas anderes und Sie werden sehen, in drei bis vier Wochen geht es Ihnen schon sehr viel besser. Machen Sie das mal nach diesen Regeln." In letzter Zeit können wir feststellen, dass immer mehr Ärzte umdenken und diese wichtigen Informationen an ihre Patienten weitergeben.

Wo das nicht der Fall ist, frage ich mich: „Warum nicht?" Warum nimmt er Ihnen diese Hoffnung, dass es Ihnen bald wieder besser geht. <u>Das ist eine Unverschämtheit. Da müssen Sie protestieren.</u> **Sie haben das Recht, gesund zu werden.** Der liebe Gott, unser Schöpfer, hat uns diese Gabe mitgegeben. Wir haben Selbstheilungskräfte in uns. Jede Wunde, die wir uns zufügen, die heilt auf ganz normale Weise wieder zu. Es heilt im Normalfall von alleine. Warum der Knorpelschaden nicht? Weil wir uns dieser Massenindustrie hingegeben haben und sehr viel Zeug essen, was durch die Fabrik gelaufen ist. Das wird uns niemand sagen, denn die Industrie verdient ja blendend an uns. Sehen Sie sich mal die Werbung an, was allein für Kinder angeboten wird. **<u>Das ist Horror ist das.</u>** Im Fernsehen wird den Kindern suggeriert, was sie zu essen haben und was ihre Eltern ihnen gefälligst auf den Teller packen müssen. Das muss alles teuer bezahlt werden. Wenn wir diesen Kindern etwas Natürliches vorsetzen, dann sagen die: „Das esse ich aber nicht, das kommt ja gar nicht aus der Verpackung und da ist gar kein Bild dabei". Natürliche Lebensmittel kennen die gar nicht mehr und sie sind das auch geschmacklich nicht gewöhnt. Wo kein Zucker dran ist, das kann man nicht essen. Die Geschmacksnerven haben sich umgestellt.

Das wird ihnen, wenn Sie Ihre Ernährung umstellen, auch so gehen. So lange Sie das nicht gewohnt sind, schmeckt es am Anfang ungewöhnlich, weil wir den natürlichen Geschmack schon nicht mehr kennen. Dass wir überhaupt einen Apfel noch so essen, das ist ja eigentlich ein Unding. Man muss ja alles irgendwie verfeinern und verbessern und was drüberstreuen, damit es überhaupt noch schmeckt.

Zurück zu dem Arzt, der uns nicht sagt: „Das ist heilbar". Da müssen wir selbst aktiv werden, müssen uns täglich neu bewusst machen, dass wir gesund werden können. „Ich schaffe das, ich kriege das in den Griff. Warum soll ich diesen Fraß essen, den die uns in der Werbung suggerieren. Mache ich nicht. Ich esse jetzt anders. Ich probiere das jetzt mal aus."

Sie müssen sich nicht die Hoffnung nehmen lassen, nicht denken, dass Sie das nicht schaffen. Alles ist machbar. Sie haben dieses Schicksal für sich selber in der Hand. Sie können den Knoten lösen. Das kann nicht der Arzt für Sie machen.
Der kann Ihnen jede Pille verschreiben, da verdienen der Apotheker dran und die Pharmaindustrie. Aber gesund werden können Sie nur ganz allein.

Was wir bisher gemacht haben, hat uns nicht geholfen, also gehen wir jetzt einen anderen Weg. Wir haben durch unsere eigene Regulierung der Nahrungsaufnahme alles im Griff. Versuchen Sie das mal.

Sie müssen sich natürlich auch jeden Tag schön bewegen. Wer rastet, der rostet, und wer schon eine Behinderung hat und es tut ihm im Knie weh, der vermeidet natürlich gerne jede Belastung. Da muss man den inneren Schweinehund beiseite schieben und ihm sagen: „Hau ab, ich gehe jetzt erst mal eine Runde spazieren". Tun Sie einfach so, als ob Sie den Hund Gassi führen müssen oder schließen Sie sich einer Gruppe an, mit der Sie regelmäßig laufen oder turnen.

So, das ist jetzt erst mal mein Beitrag zum heutigen Abend.

Astrid Schaper ist stellvertretende Sprecherin der Arthrose-Selbsthilfe und Autorin des Kochbuches „Es gibt auch einen anderen Weg". Auf der Webseite www.arthrose-selbsthilfe.de können sie diesen Vortrag im O-Ton hören. Allein der wechselnde und oft heftig werdende Tonfall ist beeindruckend.

Erkenntnisunterdrückung

Das Leben ist ein ständiger Wandel, wer sich nicht wandelt, lebt nicht. Die in diesen Worten enthaltene Wahrheit wird leider allzu oft missachtet.

Wenn ein System, egal ob Firma, Regierung, Finanz- oder Gesundheitssystem in Dogmen erstarrt, keine Innovationen mehr zulässt, den gegenwärtigen Status aus Angst vor Machtverlust mit allen zur Verfügung stehenden Mitteln erhalten will, dann wird es früher oder später zusammenbrechen. Die vielen Pleiten in unserem Land sind nicht nur auf Fehler im Management zurück zu führen, sondern meist auch auf Fehler im Wirtschaftssystem. Weil unser Geld durch widersinnige Zinsen belastet ist, (lesen Sie Silvio Gesell) kann auch das Staatswesen so nicht mehr lange überleben. Weil unser Gesundheitswesen zum großen Geschäft verkommen ist, wertvolle Innovationen sich nicht entfalten konnten, ist auch hier das Ende absehbar. Zwei Beispiele will ich dafür anführen.

1948 hat Professor Lothar Wendt seine Erkenntnisse über den Eiweißspeicher erstmals öffentlich gemacht. Obwohl bis heute nicht verifiziert, nicht widerlegt, wollten die mächtigen seiner Kollegen nichts davon wissen. Auch sein 1984 erschienenes Buch führte nicht zum Durchbruch, der zu einer erheblichen Reduzierung der Gesundheitskosten geführt hätte. Alle Zivilisationskrankheiten, wie Bluthochdruck, Schlaganfall, Herzinfarkt, Diabetes vom Typ 2, Rheuma, Arthrose, Gicht, Allergien und einige mehr sind mit einer einzigen Maßnahme zu heilen oder zumindest erheblich zu bessern. Wir müssen nur anders essen, um gesund zu werden. Keine Medikamente, keine Operationen sind erforderlich. Allein diese Tatsache lässt ahnen, woher der Gegenwind kommt.

In meinem zweiten Beispiel geht es um die Erkenntnisse des Dr. med. Ryke Geerd Hamer. Er fand die fünf biologischen Naturgesetze und hat damit die Ursache des Krebses erkannt. Seine Germanische Neue Medizin wurde nicht nur ignoriert, sondern man hat von ihm sogar verlangt, er solle von dieser Lehre <u>a b s c h w ö r e n</u> und weil er das nicht konnte, wurde ihm die Approbation entzogen. In dem Gerichtsurteil ist das Wort „abschwören" sogar aktenkundig. Aufgrund unwahrer Behauptungen hat ihn die französische Justiz zu drei Jahren verurteilt und so saß dieser hochintelligente, begnadete Wissenschaftler in Paris im Gefängnis. Hätte man seine Entdeckung vor zwanzig Jahren übernommen und umgesetzt, könnten zwanzig Millionen Krebspatienten, die in dieser Zeit durch Chemo und OP umgekommen sind, heute noch leben. Ein moderner Völkermord – die Mörder leben unter uns, laufen frei herum und die Kostenlawine für Krebsforschung und unwirksame Krebstherapien rollt weiter.

Warum sind diese beiden Beispiele erklärungsbedürftig? Weil dieses Wissen zu unserem Allgemeinwissen nicht vorgedrungen ist, weil diese wertvollen Erkenntnisse von Anfang an unterdrückt wurden von denen, die unbedingt verhindern wollen, dass ihre lukrativen Einkünfte geschmälert werden.
(Lesen Sie „Die lukrativen Lügen der Wissenschaft" von Johannes Jürgenson) So kommt es, dass ein Herzinfarkt mit

75 Jahren als normale Todesursache angesehen wird. Man „weiß" doch, dass da nichts zu machen ist.

Dass Schlaganfall und Herzinfarkt sehr wohl vermeidbar sind, würden wir wissen, wenn die Erkenntnisse des Professors Lothar Wendt nicht unterdrückt worden wären, nicht weiterhin verschwiegen würden.

Was hat es mit dem Eiweißspeicher auf sich? Wo befindet der sich? Wie füllt er sich auf? Welchen Schaden richtet er an? Fragen, die wir hier nur in Kurzform beantworten können. Das Buch „Die Eiweißspeicherkrankheiten" von Lothar Wendt hat einen Umfang von 470 Seiten und sollte - seit 1984 - eigentlich von jedem Arzt gelesen worden sein. Aber nach der zweiten Auflage ist es nicht mehr erschienen. WARUM WOHL?

Der Eiweißspeicher ist eine von der Natur gewollte Einrichtung in unserem Körper. Er bewahrte die frühen Menschen in manchen Jahren vor dem Hungertod. In der Eiszeit zum Beispiel gab es nicht immer genug eiweißhaltige Nahrung oder Pflanzenkost, aus deren Aminosäuren wir unser körpereigenes Eiweiß herstellen. Es musste gespeichert werden und aus diesem Speicher konnte der Mensch eine längere Hungerperiode überstehen. Er befindet sich in den Kapillaren, den allerfeinsten Blutgefäßen, die auch Haargefäße genannt werden und die wiederum sind im ganzen Körper verteilt. Dort, an der Innenwand dieser mikrofeinen Äderchen, wird das Eiweiß abgelagert, in Form von mikrofeinsten Kristallfasern, die sich von innen vor die Basalmembran legen. Das ist jene halbdurchlässige Haut des Äderchens, die alle Nährstoffe vom Blut zu den Zellen passieren lässt und auch die Schlacken und Abfallprodukte der Zellen zurück in die Blutbahn leitet. Auch das Bindegewebe, der nicht leere Raum zwischen Blut und Zelle, wird als Eiweißspeicher genutzt. Der Speicherort ist gut gewählt, denn so ist der Weg zu den Zellen, die nach Eiweiß rufen, besonders kurz. Bei Hunger kann er schnell geleert werden und er füllt sich sofort, wenn es wieder genügend Nahrung gibt.

Wenn wir aber über längere Zeit keinen Hunger haben, lagert sich immer mehr Eiweiß ab, das keine Abnehmer findet. Jetzt wird diese segensreiche Einrichtung zur Gefahr, die zunächst darin besteht, dass die Nährstoffe auf ihrem Weg vom Blut zu den Zellen stark behindert werden. Professor Wendt konnte nachweisen, dass die Basalmembran um ein Vielfaches ihrer normalen Dicke anschwillt, allein durch abgelagertes Eiweiß. Die Folge ist eine Unterversorgung der Zellen mit allen anderen Nährstoffen und Anhäufung von Abfallstoffen, die nicht abtransportiert werden, weil ihnen der Weg zurück zur Blutbahn versperrt ist, was zur Vergiftung führt.

Die Liste der durch Eiweißmast hervorgerufenen Krankheiten ist lang. Schlaganfall und Herzinfarkt sind heute die häufigsten Todesursachen und könnten doch durch rechtzeitigen Eiweißabbau leicht vermieden werden, ebenso wie der weit verbreitete Bluthochdruck.

Typ-2-Diabetes tritt auf, weil die Zellen mit Zucker nicht ausreichend versorgt werden können. Durch Stopp der Insulinproduktion vergrößert sich der Zuckeranteil im Blut - und was macht der Mensch? Er spritzt Insulin, anstatt den Eiweißspeicher, die Ursache dieses Übels, zu reduzieren. Dazu muss er noch nicht einmal Hunger leiden. Es genügt, für einige Zeit tierisches Eiweiß zu meiden durch eine von Wendt empfohlene Eiweißabbaudiät.

Ein weiterer Schaden entsteht durch die erhöhte Säureproduktion, die für Verdauung und Transport von Eiweißen erforderlich ist. Säure löst Kalzium und andere Mineralsalze auf, macht Knochen brüchig. - **die Osteoporose** ist keine Kalziummangelkrankheit sondern ein Säureschaden – und zerstört Gelenkknorpel, was zu Arthrose und Arthritis führt. Auch hier ist der Eiweißabbau die einzige vernünftige Lösung. Mit der Ganzheitlichen Arthrose-Therapie (GAT) bietet die ehrenamtlich tätige Arthrose-Selbsthilfe (www.arthroseselbsthilfe.de) eine praktikable Lösung an, aber auch dieses Wissen wird an seiner Verbreitung behindert. Selbst die Krankenkassen wollen das an ihre Versicherten nicht weiterleiten. Für künstliche Gelenke zahlen sie bereitwillig einige Milliarden jährlich. Die GAT würde die Kassen mit keinem Cent belasten.

Cholesterin ist ein Stoff, den der Körper dringend benötigt. Zuviel davon soll angeblich schädlich sein, reguliert sich aber mit der GAT ebenso, wie ein zu hohes Körpergewicht.

Allergien sind eine weit verbreitete Landplage. Sie entstehen als Folge der nicht ausgeleiteten Schadstoffe. Der Leser erkennt jetzt schon die ursächlichen Zusammenhänge. Das Zuviel an Giften und Abfallstoffen überfordert unser Immunsystem und löst die Ausschüttung von Histamin aus. Nicht die Vermeidung von Allergenen (z.B. Blütenpollen) ist angesagt, sondern der Abbau des Eiweißspeichers.

Arteriosklerose ist die gängige Bezeichnung für Ablagerungen in den Arterien. Eine Krankheit, die zunächst recht harmlos beginnt und im Alter mit Schlaganfall oder Herzinfarkt endet. Sie ist identisch mit dem, was Professor Wendt als Eiweißspeicherkrankheit bezeichnet. Vermeidbar und heilbar durch Eiweißabbau.

Einige Beispiele von vielen, die verdeutlichen, dass Fehlentscheidungen, Erkenntnisunterdrückung und das festhalten an Dogmen zum allgemeinen Schaden der Menschheit führen. Werden wertvolle Erkenntnisse behindert, kann kein System sich entfalten und leben. Sein Ende, sein allmähliches Sterben hat dann schon begonnen.

Wir, die schweigende Mehrheit, müssen für diese bornierte Fehlhaltung bezahlen mit hohen Steuern und unnötig hohen Beiträgen bei den Krankenkassen.

Es fehlt ein Gesetz, das Machtmissbrauch unter Strafe stellt. Wer die ihm aufgrund seiner beruflichen Stellung oder von Staatswegen verliehene Macht zum Schaden des Volkes oder einzelner Personen einsetzt, sollte mit dem Verlust seiner

Position bestraft werden. Dann würden die Mächtigen sich das sehr überlegen, ob sie nicht besser zum Vorteil der Allgemeinheit wirken.

Es sagte Herr Dr. med. Paul Patzer, Chefarzt der Klinik am Warteberg in Witzenhausen, am 01. April 2003 auf dem 36. Monatstreffen der Arthrose-Selbsthilfe in Felsberg:

Für die Einladung bedanke ich mich. Aufmerksam auf Ihre Selbsthilfegruppe wurde ich auf ganz interessante Weise durch eine Patientin. Sie erzählte mir auf einer Wanderung durch unser schönes Werratal, wobei sie auf einer Strecke von 5 km Länge keinerlei Scherzen oder Schwäche zeigte, wo ich doch von ihrer Arthrose-Erkrankung wusste. Auf meine Frage: „Wie kommt es denn, dass es jetzt so viel besser geworden ist", antwortete sie: „Ich war in der Arthrose-Selbsthilfe und ich esse jetzt folgendermaßen"; und dann hat sie aufgelistet, was sie morgens, mittags und abends isst und da merkte ich, das ist ja genau das, was wir seit einiger Zeit hier in unserer Klinik auch machen und ich fragte nach Einzelheiten über diese Arthrose-Selbsthilfe. Daraufhin bot sie mir an, eine Verbindung herzustellen und so bin ich heute hier. Ich freue mich, dass wir so vollständig übereinstimmen, denn das was Sie hier machen, ist ganz genau dasselbe.

Meine Ausbildung war an der Hochschule in Hannover als Internist, Diabetologe und Kardiologe und ich bin reiner Schulmediziner. Später war ich Chefarzt im Akutkrankenhaus in Höxter, wo ich in den ersten 12 Jahren als reiner Schulmediziner gearbeitet habe. Dort habe ich auch Rheumapatienten behandelt, denen ich zunächst leichtere Schmerzmittel gab. Dann kamen die Patienten wieder und sagten: „Herr Doktor, mir geht es genauso wie vorher auch". Also gab ich ein stärkeres Schmerzmittel, aber die Patienten hatten weiterhin Scherzen und klagten jetzt über Schwindel im Kopf. Dann habe ich MTX gegeben und diese stärkeren Kanonen, die es da gibt. Da ließen die Schmerzen etwas nach, aber gut ging es den Patienten noch nicht. Drauf gab ich Cortison, erst kleinere Dosen, dann auch größere, aber die Finger verformten sich trotzdem zu dieser Bajonett-Stellung und ganz weg waren die Schmerzen auch nicht. Die Patienten kamen wieder, hatten aufgedunsene Gesichter, und waren noch immer nicht zufrieden. Dann habe ich mich gefragt: „Meine Güte, was machst du hier eigentlich. Bist du eigentlich ein Arzt? Da wäre es doch besser gewesen, die Patienten wären gar nicht erst gekommen." Mir wurde klar, ich muss was anderes machen, das hier hat überhaupt keinen Sinn. Es war völlig sinnlos, so weiter zu therapieren. Dann habe ich einen guten Freund angerufen, der Naturheilverfahren anwendet. Der hat dann gesagt: „Na kommst Du jetzt auch an meine Krippe Wasser saufen?" Also habe ich mir das erst mal erzählen lassen, mir ein Buch angeschafft und mit diesem neuen Wissen habe ich losgelegt. Meine Ernährungsempfehlungen waren exakt dieselben, wie sie hier auch gegeben werden. Die so beratenen Patienten kamen nach zwei bis drei Wochen wieder und sagten: „Herr Doktor, können wir nicht das Cortison mal ein bisschen absetzen, denn mir geht's etwas besser". Oh, dachte ich, hab das Cortison etwas verringert und beim nächsten Besuch ganz abgesetzt. MTX, dieses brutale Mittel auch abgesetzt, am Ende die Schmerzmittel abgesetzt und es ging den Patienten ausgezeichnet. Seitdem weiß ich, was das Naturheilverfahren für einen Wert hat und was die Schulmedizin in der Beziehung macht. Nun muss man noch bedenken, diese modernen Rheumamittel, die kosten 300,- bis 400,- € pro Monat, so teuer sind die. Das Entscheidende ist wirklich die Ernährung und da sind wir mit der Arthrose-Selbsthilfe absolut auf derselben Ebene, das ist völlig klar. Und dann gibt es in den Rheumakliniken die Rheuma-Fachärzte und Professoren, die wirklich behaupten, die Ernährung spiele keine Rolle. Das ist da auch nicht rauszukriegen, da können Sie machen, was sie wollen.

Bleibt uns nur, das in kleinen Schritten so zu machen wie Sie das hier machen und den Menschen auf diese Weise helfen und das läuft nur über die Ernährung, anders wird das überhaupt nicht gehen. Und wenn man wirklich mit aller Gewalt mal sündigen muss, dann muss man aber auch wissen, welches die Folgen sind und sofort anschließend wieder umschalten auf die bessere, die gesündere Ernährung. Da haben Sie hier schon hervorragende Arbeit geleistet und ich denke, dass wir in Zukunft gut zusammenarbeiten werden. Da freue ich mich auch drauf, denn das ist wirklich eine schöne Sache.

Ein Vortrag, der die Misere unseres Gesundheitswesens deutlicher nicht hätte machen können.

Die Klinik am Warteberg wurde inzwischen geschlossen, weil die Krankenkassen diese erfolgreiche Rheumabehandlung nicht bezahlen.

Vortrag von Dr. med. Raetzer, Orthopäde aus Baunatal auf dem 67. Monatstreffen der Arthrose-Selbsthilfe am 01.11.2005 vor über 200 Besuchern

Guten Abend und schönen Dank für die Einladung. Wir sind klassisch denkende Orthopäden mit einer Gemeinschaftspraxis in Baunatal. Ich bin heute zum ersten Mal hier und ich komme mir vor wie ein CDU-Mann, der auf einer SPD-Veranstaltung etwas sagen soll. Aber wenn man das weiter durchdenkt, sollte eigentlich das gemeinsame Ziel im Vordergrund sein, was man von unseren Politikern nicht immer sagen kann, aber in der Medizin könnte das gelingen. Wir klassisch denkenden Mediziner haben natürlich Probleme damit, gewisse Dinge anzunehmen, aber ich muss auch zugestehen – ich komme aus einer Familie, wo quer Beet über Naturheilkunde diskutiert wird – also mein Onkel war schon in den sechziger Jahren fleischlos essend, uns Kindern hat das natürlich nicht so geschmeckt, vielleicht hat sich das heute geändert. Meine Mutter ist auch immer zum Homöopath gegangen und nicht zu mir als Orthopäde. Also ich bin da auch so ein bisschen flexibel. Man muss heute Abend nicht denken, hier ist der klassische, stur denkende Mediziner. Hin und wieder schaffen wir es auch, mal über den Tellerrand zu schauen. Wir haben vielleicht auch etwas andere Probleme, werden mit operativen Sachen konfrontiert und mit rehabilitativer Arbeit. Deswegen ist diese Veranstaltung hier ein Stück weit eine Sensation.

Das bedeutet ja für uns im Endeffekt, man macht den Arzt überflüssig. Eigentlich eine hervorragende Sache. Wir als Ärzte wollen eigentlich genau das, was hier praktiziert wird. Das kann nur bewusstseinsfördernd sein und – ja – Hilfe zur Selbsthilfe. Mehr können wir in der Orthopädie auch nicht schaffen. Genau da geht auch unser Reha-Konzept hin. Abnehmen und Sport machen. Deswegen ist mir diese Seite nicht fremd. Ich nehme auch an, dass Herr Fisseler mich nicht eingeladen hätte, wenn ich jetzt so ein sturer Mediziner wäre. Das könnte für diese Veranstaltung nicht förderlich sein.

Mein Professor Krause, bei dem ich das Operieren gelernt habe, hatte eine starke Hüftarthrose. **Bei uns Medizinern ist das immer so, dass wir täglich vieles empfehlen, aber bei uns selber wollen wir das nicht praktizieren. Er hat Tausende von Hüftprothesen operiert, aber er selbst wollte natürlich keine haben. So sind wir Mediziner, ist doch klar.** Er hat also 25 KG abgenommen, seinen Bier- und Weinbauch reduziert und siehe da, die Schmerzen waren weg. Warum die jetzt weg sind, ob das nur der Gewichtsverlust war oder wie hier bei Ihnen die Eiweißreduzierung, weiß ich nicht. An der Uni wird uns das nicht gelehrt. Somit bin ich ebenso nichtwissend, wie die Teilnehmer, die heute zum ersten Mal hier sind.

Mein Plan ist heute, dass ich Ihnen die klassischen Formen der Arthrose-Therapie darstelle. **Es gibt eigentlich gar keine Arthrose-Therapie in der Orthopädie, die wissenschaftlich belegt ist.** Gibt es nicht. **Alles was wir machen ist auch so ein bisschen woodoo.** Damit meine ich, ob es hilft, sei mal dahingestellt. Wichtig ist, dass eine richtige Diagnose gestellt wird. Daran hapert es oft bei den meisten Ärzte. Ich will jetzt hier keine Komplimente fischen, aber meistens hapert es daran, dass die Ärzte nicht wissen, was ist eigentlich die Diagnose, warum hat der Patient Schmerzen. Oft wissen wir es nicht. Es kann ein eingeklemmter Meniskus sein und oft sind wir auch durch diese Kernspin etwas hilflos. Wir sahen auf den Bildern einen Riss und bei der Operation widerspricht sich das von dem, was wir dann sehen. Nun muss ich natürlich so tun, als hätte ich ihm geholfen. Da mache ich dann so einen Schleimbeutel weg und einen Fettkörper und der Patient hatte gar keinen Meniskusriss. Das darf ich ihm aber nicht sagen und siehe da, die Schmerzen haben sich um die Hälfte gebessert, obwohl ich eigentlich gar nichts gemacht habe. Ich erzähle ihm nur, als hätte ich was gemacht. Ich darf ihm also nicht das Vertrauen nehmen, denn wenn ich sagen würde: „Du pass mal auf, da war überhaupt nichts im Knie, ich hab da nichts gemacht, ich hab da vergebens reingeschaut", der hätte weiter Schmerzen. **Deswegen betrüge ich so ein stückweit, mach so einen kleinen Betrug, so wie – ja – wie ein Guru, tu so, als hätte ich ihm geholfen** und siehe da, 50 Prozent haben fast keine Schmerzen mehr. Warum, weiß ich auch nicht. Ich will damit nur andeuten, Medizin ist sehr schwierig und es gibt keinen Königsweg, Auch Euer Weg ist kein Königsweg. Das ist eine Idee um schmerzfrei zu werden und um eine neue Lebensform zu finden, die ich sensationell finde. Dass Leute, die 120 KG wiegen, alleine deshalb Gelenkschmerzen haben, muss ich nicht weiter ausführen.

Herrn Fisseler kenne ich von früher nicht. Ich verspüre hinter seiner Arbeit kein finanzielles Interesse. Hier ist ein Mann, der das Tatsache aus Enthusiasmus tut und aufgrund der Erfahrung. Damit treibt er also seine Erfahrung in die Welt. Für uns als Orthopäden genial. Wenn ich da diese arme Frau höre, die 19 Orthopäden durchlaufen hat und hier erst erfolgreich war, da kann ich mich nur wundern. Es läuft auch bei uns manchmal so, dass wir Endstation sind und ich muss als Arzt ja irgendwas machen und deswegen machen wir ja auch den ganzen Mist, bevor wir sagen, da kann man nichts mehr machen.

Aber wenn ich das hier heute sehe, werde ich auch diese Idee der Ernährung, die mir noch nicht so bewusst und so klar war, obwohl meine Mutter mich schon immer darauf hingewiesen hat, aufgreifen und in letzter Konsequenz, wenn wir nicht weiterkommen, die Patienten Ihnen zuschicken. Das ist ja nun das billigste Verfahren, dass der Patient sich selber hilft, mit Ihrer Anleitung. **Dass das natürlich bei der Pharmaindustrie nicht so optimal ankommt, ist doch logisch. Die werden Euch natürlich nicht unterstützen und die werden auch kein Interesse daran haben, dass so ein Buch an der Uni gelehrt wird. Das wäre eine Bankrotterklärung vieler Pharmafirmen.** Dieser ganze Schrott wird doch nur gekauft, weil die Bevölkerung so dumm ist und weil keine Aufklärung da ist. **Und wir bekommen das an der Uni nicht gelehrt.**

Wegen dieser neuen Eindrücke werde ich meinen – für heute vorgesehenen – Vortrag stark verkürzen.

Das ist unser Ärzteteam. Wir sind klassisch denkende Mediziner und teilen die Arthrose in 4 Stufen ein. Bei Stufe 4 ist kein Knorpel mehr da, wir nennen das die Knorpelglatze. Ich könnte mir jetzt nicht vorstellen, ob im Stadium 4 Ihr Konzept noch greift. Da müsste man mal Erfahrungsberichte haben.

Es meldet sich die Wolzen aus Oelde, die von 19 Orthopäden als Stadium 4 eingestuft wurde und heute wieder laufen kann.

Gut, das wäre eine Sensation, könnte ich mir so nicht vorstellen, denn wenn ein Mechaniker ein Auto bekommt, das nur noch Schrott ist, das kann am nächsten Tag nicht wieder fahren. Also das wäre von meiner Vorstellungskraft her – ich will ja gerne flexibel sein im Kopf – aber das wäre zunächst mal sehr schwer vorstellbar für mich. Wenn ich die operieren würde und da wäre nur noch Knochen zu sehen und kein Knorpel mehr, und das sollte dann hiermit zu korrigieren sein, das wäre natürlich Klasse. Ich lehne es ja nicht ab.

Also mein oberstes Prinzip ist ja immer: „Wer heilt hat recht"! Egal wie.

(Es folgt ein stark verkürzter Vortrag über die schulmedizinische Behandlung der Arthrose. Als Bausteine werden angeboten: Spritzen mit Hyaluronsäure, Magnetfeldbestrahlung und PST, die wissenschaftlich nicht anerkannt sind und von den Kassen nicht erstattet werden.)

Zum Thema Magnetfeld sagt der Arzt noch, dass er damit die Körpereigene Regulation anstoßen will. Es meldet sich wieder Frau Wolzen aus Oelde, die 30-mal bei Ihrem Orthopäden dieses Magnetfeld angewendet hat und es nützte nichts. Dann hat sie auf Empfehlung ihres Arztes für 2200,-- EUR dieses Gerät gekauft, um es auch am Wochenende anwenden zu können, hat es nach Anleitung drei mal am Tag für 20 Minuten über acht Monate angewendet und es hat nichts genützt.

Zum Abschluss sagt der Arzt daraufhin: „Das ist doch normal. **Medizin ist ja keine exakte Wissenschaft.** In der Mathematik würde das ganz anders funktionieren, aber **Medizin ist eine Erfahrungswissenschaft und hat auch viel mit Geld und mit Interessen** zu tun. Wenn wir die entsprechenden Bücher lesen und uns in das Thema Pharmaindustrie einarbeiten, dann wird uns ganz schlecht. **Niemand hat ein Interesse etwas zu fördern, wo es um die Selbstheilung geht.** Die Zeit für Aufklärung haben wir Ärzte nicht. Wir sind mittelständische Wirtschaftsbetriebe mit 10 bis 50 Mitarbeitern und **wir können leider nur das machen, womit wir Geld verdienen** und wir können leider nicht das machen, was das Wichtigste wäre und das ist das aufklärende Gespräch. Dafür bekommen wir keinen einzigen Cent. Das ist unser grundsätzliches Problem. Ich würde mich lieber eine halbe Stunde mit Ihnen unterhalten und dafür einen entsprechenden Obolus bekommen und dafür allen Schnickschnack weglassen. Die Medizin ist in diesem System, in dem wir uns bewegen, etwas anders ausgerichtet und das ist unser grundsätzliches Problem.

Für diesen Abschluss erhält der Arzt einen lang anhaltenden Beifall.

Gesundheitspolitik

Weil Politiker sich unmöglich in allen Detailfragen auskennen können, ist es notwendig, dass sie sich von Lobbyisten beraten lassen. Wenn eine solche Lobby aber nur die Eigeninteressen ihrer Gruppe vertritt, ohne die Interessen der Mehrheit des Volkes zu beachten, dann ist es erforderlich, dass die so einseitig beratenen Politiker auch die andere Seite anhören. In einer verantwortungsvollen Politik ist das auch der Fall, leider aber nicht immer. Oft liegt das daran, dass diese andere Seite eine zwar große, aber schlecht informierte und darum schweigende Mehrheit vertritt. Einen solchen Fall möchte ich hier beispielhaft darstellen:

Unser Gesundheitssystem ist notleidend. Trotz steigender Ausgaben wird die Menge der Kranken und die Zahl der unheilbaren Krankheiten nicht kleiner, sondern vergrößert sich ständig. So wird - von der Mehrheit der Ärzte - die Arthrose noch immer als unheilbar bezeichnet.

Dass von einer kleinen Gruppe über Heilerfolge berichtet wird, nimmt diese Mehrheit der Mächtigen nicht zur Kenntnis. In dem 1984 erschienenen Buch von Professor Lothar Wendt „Die Eiweißspeicherkrankheiten" werden Ursache und Therapie ausführlich beschrieben. Wer sich nach diesen Erkenntnissen selbst behandelt, ist erfolgreich, wird gesund. Die enorm teuren Operationen, wobei künstliche Gelenke eingesetzt werden, sind dann vermeidbar. Sie sind auch unsinnig, weil damit nicht die Ursache beseitigt wird.

Die Therapie nach Professor Wendt besteht im Wesentlichen aus einer einfachen, aber speziell abgestimmten Ernährungsumstellung. Das kann jeder nach Anleitung selbst machen. Medizinische Maßnahmen sind dabei vermeidbar.

Aber unsere Ärzte wurden dazu nicht ausgebildet. Die Krankenkassen lehnen es ab, ihre Versicherten zu informieren, mit dem Hinweis, dass ihr ärztlicher Berater das nicht befürwortet. Das kann er auch nicht, denn er hat es nicht gelernt. Die Krankenkasse sagt, die Methode sei nicht wissenschaftlich. Bis heute wurde sie von Wissenschaftlern nicht widerlegt und nicht verifiziert. An der Erforschung sind sie nicht interessiert, denn „Niemand kann etwas daran verdienen, wenn wir nur anders essen müssen, um gesund zu werden", hörte ich einen Wissenschaftler sagen. Wenn bekannt wird, dass Heilung von dieser schmerzhaften Erkrankung zum Nulltarif zu haben ist, müssen Kliniken, die sich auf diese unnötige und teure Gelenk-OP spezialisiert haben, geschlossen werden. Müssen wir so die Arbeitslosigkeit von Ärzten vermeiden, indem wir alles so lassen wie es ist? Muss der Fortschritt gebremst werden, damit die unsinnigen Gelenkoperationen noch möglichst lange so weitergehen können? Damit die Arbeitslosigkeit von Ärzten und medizinischem Personal vermeiden zu wollen, ist ja wohl das unsinnigste Argument, das man sich denken kann.

Die Arthrose steht hier als Beispiel für viele Krankheiten, die als chronisch oder unheilbar gelten, wobei die Ärzte nur das Symptom behandeln, weil sie die Ursache nicht kennen. Beispiel Bluthochdruck, Beispiel Typ-2-Diabetes, Beispiel Neurodermitis. Blutdruck-senkende Mittel, Insulin und Salben können allenfalls das Symptom lindern, nicht aber die Ursache beseitigen. Wer die nicht kennt, kann auch nicht heilen.

Das Wissen dafür gibt es seit mehr als 50 Jahren. Wenn es angewendet würde, könnte es unser nicht mehr bezahlbares

Gesundheitswesen vor dem Zusammenbruch bewahren, die Todesrate bei Schlaganfall und Herzinfarkt radikal vermindern und für viele Langzeitleidende das Leben wieder lebenswert machen, ohne die Solidargemeinschaft mit überbordenden Kosten zu belasten.

Sollte die Rede vom „Sozialverträglichen Frühableben" nicht als Scherz verstanden werden? Ist ein hohes Lebensalter bei guter Gesundheit aus gesellschaftlicher Sicht nicht erstrebenswert? Eine russische Ärztin hat ausgerechnet, dass wir bei vernünftiger Lebensweise und voller Gesundheit 150 Jahre alt werden können. Lesen Sie das Buch: „Wir fressen uns zu Tode."

Der notwendige Wandel ist erreichbar, aber er kommt nicht von oben, nicht von den Verantwortlichen, nicht von den Managern und nicht von den Politikern, die eigentlich dafür mit fürstlichen Einkommen von uns bezahlt werden. Die neuerlichen Montags-Demonstrationen und die nächtlichen Krawalle in Frankreich sind ein Hinweis darauf, dass sie ihren Aufgaben nicht gerecht werden. Die Leute wollen nicht weiter unaufgeklärt und dumm bleiben, stumpfsinnig ihrer Arbeit nachgehen und sich geduldig melken lassen. Das Volk kann auch denken, ist aufgestanden und will den notwendigen Wandel von unten einleiten.

Es muss ein Ende haben mit der mangelhaften Informationspolitik. Die Menschen wollen mitreden, mit entscheiden. Das vorhandene Wissen soll zum Nutzen Aller zur Verfügung stehen. Wenn einige Medien sich weigern, dieser Aufgabe gerecht zu werden, vielleicht weil sie abhängig sind von Werbeaufträgen der Pharmaindustrie, dann ist das ebenso verwerflich, wie das Verhalten von Medizinern, die von ihrem „Mainstream-Denken" nicht abweichen wollen.

Selbsthilfe

Im Allgemeinen ist man der Ansicht, dass in einer Selbsthilfegruppe sich Menschen treffen, die alle das gleiche Problem haben. Gerade auf dem Gesundheitssektor gibt es viel zu bereden, weil doch der Arzt selten die Zeit aufbringt, sich ganz ausführlich mit uns zu unterhalten. In der Gruppe findet man schnell einen Gesprächspartner, der einen versteht und mit dem man sich austauschen kann. So sitzt man beieinander, redet und hört zu, macht sich gegenseitig Mut und hofft darauf, dass bald ein Gegenmittel gefunden wird, eine neue Tablette oder besser noch eine besondere Spritze, die endlich das Leiden beendet. Wir haben Rheuma, Arthrose oder Fibromyalgie, die heftige Schmerzen verursachen, unsere Bewegung einschränken und uns in der Nacht nicht schlafen lassen. Nach zwei Stunden im Bett kann man nicht mehr liegen, dann geht es nur mit einer Schmerztablette weiter und es graust uns schon vor der nächsten Schmerzattacke.

Darüber kann man in einer Selbsthilfegruppe miteinander reden, oder - wenn viele Besucher kommen - einen Vortrag hören, der von einem Experten, möglichst einem Arzt oder Professor gehalten wird, der über neue Erkenntnisse berichtet. Obwohl alle Besucher meist schon bei mehreren Ärzten waren, immer aber nur die gleiche Aussage hörten: „Sie haben Arthrose, da kann man nichts machen, damit müssen Sie leben", ist der Glaube an die Mediziner ungebrochen. Wenn ein Arzt sich ankündigt, kommen doppelt so viele Besucher wie sonst. Was der Arzt sagt, hat einfach mehr Gewicht.

Die Arthrose-Selbsthilfe geht einen etwas anderen Weg. Betroffene waren mit der Aussage ihres Arztes nicht zufrieden, nicht einverstanden mit dem Angebot, sich künstliche Gelenke einsetzen zu lassen, wollten mehr wissen, sich die Kenntnisse über ihre Krankheit selbst aneignen. Im stillen Kämmerlein haben sie das Thema erarbeitet, viel gelesen, regelrecht im Selbststudium das gelernt was sie wissen wollten – und haben tatsächlich die Lösung gefunden. Sie liegt auf einer Ebene, die an Universitäten nicht unterrichtet wird, denn „über Ernährung" - sagte schon Dr. Bruker – „haben wir Ärzte nichts gelernt".

Heilen kann eine Krankheit nur, wer die Ursache kennt. Diese Aussage lässt sich auch umkehren indem man sagt, wer eine Krankheit nicht heilen kann, der kennt die Ursache nicht. Wenn wir jetzt wissen, dass „unsere Nahrung unser Schicksal" ist, wie Dr. Bruker sein Buch genannt hat und wenn wir gelernt haben, dass sehr viele Krankheiten, also nicht nur Rheuma und Arthrose, durch falsche Ernährung entstehen, dann muss die Frage erlaubt sein, warum unsere Ärzte darüber nicht ausgebildet werden. Der einzelne Arzt kann also nichts dafür, wenn er nicht helfen kann. Es liegt am System, das muss geändert werden.

Besonders nachdenklich werden wir, wenn wir erfahren, dass bereits 1948 Professor Lothar Wendt seine Erkenntnisse über die Ursache dieser Krankheiten erstmals veröffentlichte, 1984 dann in einem umfangreichen Buch ganz ausführlich darüber berichtet hat und wenn wir jetzt erkennen müssen, dass bis heute dieses Wissen in der Medizin nicht angewendet wird, obwohl seine Aussagen bisher nicht widerlegt wurden. Hat das kein Arzt gelesen? Hat das keiner verstanden? Will das keiner verstehen?

Ein Grund dafür könnte sein, dass niemand etwas daran verdienen kann, wenn wir nur anders essen müssen, um gesund zu werden. Keine Tabletten, keine aufwändige Behandlung, einfach nur das Richtige essen und sich täglich bewegen. Das ist zu einfach, viel zu einfach, als dass man es glauben könnte.

Für Viele ist das der Grund dafür, warum sie nicht mitmachen. „Das kann doch gar nicht sein, das kann doch nicht funktionieren, so leicht geht das bestimmt nicht", hören wir die Skeptiker sagen. Dabei könnten sie mit einem Versuch von wenigen Wochen nicht den geringsten Schaden anrichten, aber schon bald eine deutliche Schmerzlinderung feststellen. Dann würde die Erfahrung jeden Zweifel vertreiben.

Das Konzept der Arthrose-Selbsthilfe sieht also etwas anders aus, als man es allgemein von einer Selbsthilfegruppe erwartet. In einer handlichen Broschüre - und jetzt auch in diesem Buch - wurden die Erkenntnisse des Professors Lothar Wendt so formuliert, dass sie allgemeinverständlich sind. Bisher einmalig in der Literatur ist ein exakter Tagesplan, der von früh bis spät genau beschreibt, was wann gegessen wird. Die Begründung dafür folgt anschließend, denn nur wer den Grund kennt, kann sein Verhalten ändern. Bei den monatlichen Treffen wird das erworbene Wissen gefestigt und vertieft, oder den neu Hinzugekommenen vermittelt. Der Erfolg zeigt sich an der stets wachsenden Zahl gesund gewordener Teilnehmer, die immer wieder berichten, wie glücklich sie jetzt sind, endlich schmerzfrei zu sein. Einige dieser Erfahrungsberichte haben Sie weiter vorn gelesen.

Wer sich mit dieser neuen Lebensweise auseinander setzt, hat keinen Grund mehr, mit seinem Schicksal zu hadern. Schon im nächsten Monat, beim regelmäßigen Treffen, werden die ersten Erfolgsmeldungen abgegeben und neu hinzugekommene Besucher hören so aus erster Hand, dass es funktioniert, werden angeregt, es auch so zu machen.

Die Arthrose-Selbsthilfe ist kein Verein im üblichen Sinne, darum auch nicht im Vereinsregister eingetragen. Niemand zahlt einen Jahresbeitrag oder Eintrittsgeld, nur Spenden werden gern angenommen. Getragen wird die Gruppe von einem Dutzend ehemals Betroffener, die jetzt gesund geworden sind und ihre Erfahrungen an andere weitergeben wollen. An jedem ersten Dienstag im Monat trifft man sich im Rathaus der nordhessischen Stadt Felsberg im großen Bürgersaal, wo in mehr als fünf Jahren über 10.000 Besucher Rat und Hilfe gesucht haben. Anfragen per Telefon unter 05662 408851 von 10-12 und 17-19 Uhr. Homepage: www.arthroseselbsthilfe.de.

Ursache

Wenn gesagt wird: „Es gibt bislang keinerlei Beweise, dass die Ernährung irgendeinen Einfluss auf das Rheuma hat", dann ist das um so erstaunlicher, als die Arthrose-Selbsthilfe seit mehr als fünf Jahren diese Beweise schon mehr als 4000 mal liefern konnte. Schon Dr. med. Paul Patzer aus Witzenhausen sagte: „Das Entscheidende ist wirklich die Ernährung und da sind wir mit der Arthrose-Selbsthilfe absolut auf der selben Ebene". Auch er hatte zuvor die Rheumapatienten mit Schmerztabletten bis hin zu MTX und schließlich mit Cortison behandelt, was diese aufgedunsenen Gesichter zur Folge hatte. Nach Umstellung auf die Ernährungstherapie nach Professor Lothar Wendt, die wir heute Ganzheitliche Arthrose-Therapie (GAT) nennen, konnten seine Patienten alle diese Mittel weglassen und waren bald völlig schmerzfrei.

Das gilt auch für Arthrose, die bekanntlich zum Rheumatischen Formenkreis gehört und die nach Wendt die gleiche Ursache hat. Auch Fibromyalgie gehört dazu, von der im Bericht der Sonntagszeit (ein Wochenblatt unserer Tageszeitung) von den beratenden Ärzten gesagt wurde, sie kennzeichne ein Schmerzsyndrom, ohne dass eine Ursache gefunden wird. Weil unsere Ärzte die Ursache nicht kennen – sie haben auf der Universität über Ernährung nichts gelernt (sagte Dr. Bruker aus Lahnstein) – können sie diese Krankheiten nur mit Schmerzmitteln und künstlichen Gelenken, also nur symptomatisch behandeln. Dauerhafte Heilung ist aber möglich, wenn die Patienten lernen, wie sie ihre Ernährung umstellen sollen. Dieses Wissen vermittelt die Arthrose-Selbsthilfe.

Verschleiß

„Einen 'normalen Verschleiß' gibt es nicht", sagte Dr. med. H.G. Schmidt in seinem Buch „So hilft die Natur bei Arthrosen". Das bestätigte auch Professor Lothar Wendt in „Die Eiweißspeicherkrankheiten", der den Knorpeldefekt als Säureschaden erkannte. Auch in der Arthrose-Selbsthilfe, wo die Erkenntnisse dieser und anderer Experten umgesetzt werden, gibt es keinen Zweifel mehr daran, dass Arthrose kein

Verschleiß, sondern ein heilbarer Säureschaden ist. Viele Teilnehmer haben die bereits terminierte Operation abgesagt, einige Wochen nachdem sie mit der Ganzheitlichen Arthrose-Therapie (GAT) begonnen hatten. „Dann sollten wir doch den Arthrosepatienten raten, zunächst damit einen Versuch zu machen. Das künstliche Gelenk wäre der letzte Schritt, wenn das nicht hilft", sagte Herr Fliege in seiner Talkshow am 25.09.2003. Schon nach drei bis vier Wochen kann eine deutliche Schmerzlinderung eintreten. Die Anleitung liegt vor, man muss einfach nur mitmachen.

Die Sendung „Fliege" wurde aus dem Programm genommen. Einer der Gründe dafür könnte sein, dass Herr Fliege sich zu oft mit sanfter Medizin beschäftigt hat. Ob hier das Medizin-Kartell seine Macht ausgespielt hat?

Ein Vorschlag zur Kostensenkung im Gesundheitswesen.
Für künstliche Gelenke zahlen die Krankenkassen 2 bis 3 Milliarden Euro im Jahr. Ein naturheilkundiger Wissenschaftler sagte kürzlich zu mir: „98 % dieser Operationen sind vermeidbar, wenn die Erkrankten nur anders essen würden". Ein großer Teil dieser Summe ließe sich also einsparen, wenn die Krankenkassen nur dann diese OP mit über 10 000,- € je Gelenk bezahlen, nachdem der Patient zuvor ein halbes Jahr lang die GAT angewendet hat. Dazu eignen sich alle Reha-Kliniken, aber auch Kurkliniken und Wellness-Zentren, die in drei bis vier Wochen den Patienten bei der Umstellung helfen und sie unterrichten. Die Wartezeit für einen Gelenkersatz beträgt oft drei bis sechs Monate. Diese Zeit ließe sich für die Nahrungsumstellung nutzen, wäre also keine unzumutbare Verzögerung, zumal die Schmerzlinderung schon nach drei bis vier Wochen einsetzen kann. Wer diesen Erfolg erlebt, wird die Therapie gern zu Hause fortsetzen.

So wie jeder gravierend neue Gedanke in der Geschichte der Wissenschaft zunächst auf allerheftigsten Widerstand gestoßen ist, war auch die Entdeckung der Arthroseheilung durch spezielle Ernährungsmaßnahmen begleitet von Störfaktoren und

Hindernissen, von Uneinsichtigkeit, Neid und Angst vor Machtverlust. Die Idee der ganzheitlichen Arthrose-Therapie wird aber letztendlich von niemandem auf der Welt aufgehalten werden können, denn es ist die preisgünstigste und natürlichste Methode, um diese hässlichen Gelenkschmerzen zu überwinden.

Warum?
Warum musste dieses Buch geschrieben werden? Warum können unsere Ärzte nicht helfen? Ist es nicht deren Aufgabe, unsere Krankheiten ursächlich zu behandeln? Warum finden Patienten den hilfreichen Rat in einer Selbsthilfegruppe, deren Mitglieder kein medizinisches Studium absolviert haben? Die Reihe dieser Fragen ließe sich noch lange fortsetzen. Nachdem ich mich mit meiner Gesundheit seit mehr als zwanzig Jahren beschäftige, weiß ich heute, dass wir dem einzelnen Arzt keinen Vorwurf machen können. Er hat es auf der Universität nicht gelernt. Er kann nichts dafür, dass er die meisten Krankheiten nur symptomatisch behandeln muss, aufgrund von Vermutungen, ohne wissenschaftlichen Hintergrund. Den gibt es zwar, aber der wird den angehenden Medizinern nicht vermittelt. Warum nicht?

Das ist der eigentliche Skandal. Neue Erkenntnisse werden unterdrückt, von denen, die das Sagen haben, die an den bestehenden Verhältnissen nicht ändern wollen. Zum Schaden des Volkes, von dessen Steuern sie bezahlt werden. Das ist Machtmissbrauch.

Hier noch ein Leckerbissen für alle, die fest an die hohe Kunst der Schulmedizin glauben

Wegweisendes Gutachten
zur Wissenschaftlichkeit der Germanischen Neuen Medizin
des Dr. Hamer

Kürzlich kam es zu einer nicht unbedeutenden Wende in Sachen Anerkennung der Germanischen Neuen Medizin (GNM)

des Dr. Hamer, als Professor Dr. Hans-Ulrich Niemitz von der Hochschule für Technik, Wirtschaft und Kultur in Leipzig öffentlich und schriftlich die Richtigkeit der Neuen Medizin bestätigte, während er gleichzeitig die Unwissenschaftlichkeit der Schulmedizin unterstrich.

Nicht zuletzt auch aus dem Grunde, damit ersichtlich werde, dass nicht nur "dubiose Verschwörungstheoretiker", "hoffnungslose Weltverbesserer" und die Vertreter der Germanischen Neuen Medizin selbst (denen man Eigeninteresse vorhalten könnte), solcherlei erkennen und verkünden, seien im Folgenden Auszüge aus diesem offiziellen Gutachten wiedergegeben, Das ungekürzte Gutachten findet sich im Internet u.a. auf http://www.das-gibt's-doch-nicht.de Seite2058.php

Auch darum hat dieses Gutachten Bedeutung, weil es Zeugnis für die Manipulation der Schulwissenschaft ablegt. Die heutige Schulmedizin ist weit davon entfernt, wahre Wissenschaft zu sein. Demgegenüber werden wahre wissenschaftliche Arbeiten als Werk von "Scharlatanen" und "selbst ernannten Wunderheilern" abgekanzelt.

Professor Dr. Niemitz schreibt:

»Mit Brief vom 23. Juli 2003 bat mich Dr. med. Mag. theol. Ryke Geerd Hamer um die "naturwissenschaftliche Beantwortung" von drei Fragen.

1. Kann und darf es sein, dass eine Medizin (Schulmedizin), die nur auf Vermutungen basiert, sich »wissenschaftlich" nennt, obwohl noch niemals ein einziger Wahrheitsnachweis stattgefunden hat?

2. Kann und muss man dagegen nicht die Germanische Neue Medizin, die keine einzige Vermutung hat, allein auf Grund der vorgelegten 30 Verifikationsurkunden (Wahrheitsnachweise) als wissenschaftlich und nach bestem Wissen richtig bezeichnen?

3. Ist es nicht in den Naturwissenschaften üblich und ausreichend, schon einen einzigen Wahrheitsnachweis zu bestehen, um die Richtigkeit (hier: der Germanischen Neuen Medizin) zu beweisen?

VORREDE

Die Schulmedizin bedient sich zwar wissenschaftlicher Methoden (z.B. Beobachtung, Statistik), ist aber wegen ihrer vielen Vermutungen weder eine Wissenschaft, geschweige denn eine Naturwissenschaft. Sie hat keine vermutungsfreie Theorie des biologischen Geschehens beim einzelnen "kranken Menschen". Die Schulmedizin kann ihren Krebspatienten nur aus Statistiken gewonnene Überlebenswahrscheinlichkeiten nennen. Sie neigt im Einzelfall zu leeren therapeutischen Versprechungen, Verzweiflungstaten ("Lotteriespiel") und "Experimenten". Und Spontanheilungen bleiben unverstanden.

Im Tagesspiegel vom 12.11.2001 erschien kurz vor dem Tod des Beatles Harrison folgende Notiz:

"George Harrison (58) geht es nach einer radikalen Bestrahlungstherapie in New York offenbar besser. Das berichtet Mail on Sunday. Die umstrittene neue Therapie ist von dem Arzt selbst als ein 'Lotteriespiel' bezeichnet worden." Also: Einer der bekanntesten und reichsten Personen gelingt es nicht, eine Krebstherapie zu bekommen, die kein Lotteriespiel ist. Wie ist das zu erklären? Doch nur so, dass die Schulmedizin keine Therapie anzubieten hat, die kein Lotteriespiel ist.

Die Schulmedizin ist unwissenschaftlich und versteht so gut wie nichts – noch nicht einmal Spontanheilungen. Sie ist keine Wissenschaft. Sie ist nicht richtig, d.h. muss nach bestem menschlichem Ermessen als falsch bezeichnet werden.

Die Germanische Neue Medizin hat eine wissenschaftliche und vermutungsfreie und damit überprüfbare (bzw. potentiell falsifizierbare) Theorie bzw. ein Modell des Krebsgeschehens bzw.

allgemein von "Krankheit". Sie kann für jeden Einzelfall – und das überprüfbar und damit vermutungsfrei – das Geschehen wissenschaftlich erklären. Weil das Geschehen aus der Theorie heraus vorhersagbar ist, können auf den Einzelfall zugeschnittene – und damit wissenschaftlich begründete Therapievorschläge gemacht werden. Eventuell während der Therapie auftretende Komplikationen können verstanden und die Therapie darauf eingestellt werden. Dies sei erwähnt, weil Dr. Hamer von vielen Presseorganen unterstellt wird, er nenne sich selbst Wunderheiler und garantiere Heilung. Es ist zu bedenken: Neue krebsauslösende Konfliktschocks kann kein Arzt der Welt vorhersagen und damit verhindern; man kann aber eine Situation schaffen – und Hamer fordert dies für seine Patienten – in der neue Konfliktschocks vermieden werden.

Die Germanische Neue Medizin ist wissenschaftlich und entsprechend naturwissenschaftlichen Kriterien richtig. Sie ist eine Wissenschaft und darüber hinaus die sicherste Methode, um „krebskranke" Menschen zu heilen.

Zu Frage 1: Wissenschaft
Wissenschaft erzeugt überprüfbare Aussagen. Ein System von Aussagen kann nur dann als wissenschaftlich gelten, wenn diese Aussagen die Möglichkeit bieten, sie zu überprüfen d.h., umgangssprachlich ausgedrückt, zu prüfen, ob sie falsch sind. Die exakten Naturwissenschaften heißen deshalb exakt, weil sie nur Aussagen machen, die durch Experimente im Prinzip jeder Zeit und an jedem Ort überprüft (umgangssprachlich: auf Stimmigkeit getestet) werden können. Nicht jede Naturwissenschaft beruht nur auf Experimenten bzw. kann nur auf Experimenten beruhen. Die Biologie zum Beispiel und infolgedessen auch die Medizin müssen sich weitgehend auf Beobachtungen von "natürlichen" Abläufen stützen. Diese Beobachtungen können dann, wenn die Umgebungsbedingungen bei den jeweiligen Beobachtungen die gleichen sind, wie Beobachtungen von Experimenten genutzt werden.

Da in der Regel die Schulmedizin für den Einzelfall nicht potentiell überprüfbare Aussagen machen kann, zieht sie sich auf die Statistik zurück. Im Übrigen wird das höchste Ziel therapeutischer Arbeit verfehlt, nämlich dem Patienten für seinen Einzelfall über den menschlichen Beistand hinaus wissenschaftlich helfen zu können. Beispiel: Der Schulmediziner nennt dem Krebspatienten Überlebenswahrscheinlichkeiten. Ihm kann nicht gesagt werden, was er tun soll, um "heil" zu werden.

Vermutungen sind noch nicht überprüfte oder gar unüberprüfbare Aussagen. In der Umgangssprache ist eine Vermutung eine Annahme und in der Wissenschaftstheorie im Grunde genommen auch, nämlich eine Aussage, die noch nicht als gesicherte Erkenntnis dienen kann, die aber als Annahme dient, von der heraus Theorien und Vorhersagen abgeleitet werden.

Entsprechend diesem Wissenschaftsverständnis sagt Dr. Hamer, er mache keine Vermutung. Das, was er aussage, sei jederzeit an jeder beliebigen Person zu überprüfen, bei der Krebs bzw. krebsähnliche "Krankheit" diagnostiziert worden sei. D.h., es gibt die Möglichkeit, seine Aussagen an jedem Einzelfall zu überprüfen.

Die Vermutung der Schulmedizin zum Beispiel, es gäbe ein Immunsystem, ist eine nicht überprüfbare Aussage. Das Immunsystem hat bisher noch niemand unmittelbar beobachten können. Es werden zwar aus der Vermutung "Immunsystem" (also der Unterstellung, es gäbe eines) Theorien und Vorhersagen konstruiert und ihnen beobachtbare "Fakten" zugeordnet, die als Bestätigung gelten. Allerdings wird nicht in Betracht gezogen, dass diese Fakten auch zur Bestätigung anderer Aussagen dienen könnten.

Die Schulmedizin erkennt nicht, dass die Vermutung "Immunsystem" überhaupt nicht überprüfbar ist, also letztlich keine wissenschaftliche Aussage darstellt. In der Umgangssprache müsste man sagen, die Schulmedizin liefert einen nicht fassbaren Brei von pseudologischen, d.h. märchenhaften und nicht überprüfbaren Aussagen (sie ist unwissenschaftlich), die Germanische Neue Medizin dagegen bietet eine fassbare Struktur von logischen und an der Wirklichkeit überprüfbaren Aussagen (sie ist wissenschaftlich).

Das Problem "Verifikation" (Wahrheitsnachweis).

In der Frage 1 wird behauptet, dass die Schulmedizin nur auf Vermutungen basiert und dass noch niemals ein einziger Wahrheitsnachweis ihrer Vermutungen stattgefunden hat. Ist dem so? Man muss sagen: Es ist noch viel schlimmer. Wie schon erklärt, gelingt es der Schulmedizin in weiten Teilen nicht, überprüfbare Aussagen zu erzeugen (und verliert damit insgesamt ihren Anspruch, "Wissenschaft" zu sein). Damit ist ein "Wahrheitsnachweis" per se unumgänglich.

Ergebnis zu Frage 1

Die Schulmedizin darf sich nicht naturwissenschaftlich nennen, weil sie entweder nur Aussagen anzubieten hat, die nicht die Möglichkeit bieten, sie zu überprüfen, oder sie verwickelt sich schon vorher in unlösbare Widersprüche. Die Germanische Neue Medizin ist naturwissenschaftlich, weil sie ein psychobiologisches Modell bietet, aus dem heraus Aussagen abzuleiten sind, die die Möglichkeit bieten, sie zu überprüfen. Da bisher keine Aussage der Neuen Medizin überprüft werden konnte, muss die Germanische Neue Medizin zumindest für wissenschaftlicher erklärt werden als die Schulmedizin, die eben höchstens statistisch arbeiten kann (d.h. keine wissenschaftlichen Aussagen für den Einzelfall machen kann!), und es muss festgestellt werden: Die Schulmedizin ist keine Naturwissenschaft - weder inhaltlich noch methodisch.

Zu Frage 2:

Die Antwort lautet: Ja, die Germanische Neue Medizin ist richtig. Wichtig ist zu bemerken, sie "nach bestem Wissen" als richtig zu bezeichnen (was eine ethische Frage ist). Also: Die Aussagen der Neuen Medizin stehen in einem Begründungszusammenhang, der kommunizierbar und am Einzelfall nachprüfbar ist, d.h. naturwissenschaftlichen Kriterien genügt (z.B. Allgemeingültigkeit, Systematisierbarkeit, Vorhersagemöglichkeit, begründend erklärende Beschreibung vergangenen Geschehens, Überprüfbarkeit).

Ergebnis zu Frage 2:
Ja, die Germanische Neue Medizin ist richtig.

Zu Frage 3:
Wenn eine Theorie über längere Zeit nicht überprüft werden kann und wenn die konkurrierenden Theorien bzw. deren Anwendungen (hier Therapien) schlechtere Ergebnisse zeigen als die neue Theorie, dann muss die neue Theorie anerkannt werden - das ist eine Frage der wissenschaftlichen und ethischen Vernunft, Fairness und Redlichkeit. Die neue Theorie muss zugelassen werden als Erklärung und für die Anwendung bei praktischen Problemen, d.h. die Patienten müssen frei entscheiden können. Im Fall der Neuen Medizin heißt das: Die "Schulmedizin" bzw. unsere Gesellschaft muss der Neuen Medizin Raum geben.

Was sind Fakten?
Beispiel Metastase: Fakt oder Vermutung?

Eine Bemerkung zum häufig ideologischen Charakter von "Fakten": Was den Menschen vor Jahrhunderten richtig und ein Fakt zu sein schien, war, dass die Sonne am Abend unterging. Das Modell die Erde als schwebende Scheibe in der Mitte der Welt und die Himmelskörper jeweils auf einer kugelförmigen und glasartigen Sphäre befestigt, die alle zusammen die Erde umhüllen und sich um die Erde herumdrehen, machte das sinnfällig. Heute wissen es fast alle Menschen besser, aber auch nur, weil sie es von Kindesbeinen an so erzählt bekommen. Das Wort "Sonnenuntergang" benutzen wir bis heute, obwohl es den Fakten nicht entspricht.

Mit dem Begriff "Metastase" wird es so sein, dass, sollte die Germanische Neue Medizin anerkannt werden, dieses Wort verschwinden wird. Als Fakt bedeutet Metastase eigentlich nur "Zweitkrebs" bzw. Krebs zusätzlich zu schon vorhandenem. Die Schulmedizin verbindet aber damit die Vermutung, dass der erste Krebs irgendwie - in Art einer innerkörperlichen Ansteckung - der Verursacher des Zweitkrebses ist. Die Germanische Neue Medizin leugnet nicht den Fakt Zweitkrebs, aber sie sagt, dass jeder Zweitkrebs durch einen eigenen Konflikt ausgelöst wird. Tragischerweise sind das meist Konflikte, die durch die Krebsdiagnose zu erklären sind (Tiere haben in seltensten Fällen "Metastasen").

Die Vorstellung, dass Krebs sich in Art einer innerkörperlichen Ansteckung im Körper verbreitet, ist eine Vermutung (gilt aber als Fakt in der Schulmedizin). Wenn es diese innerkörperliche Ansteckung gäbe, müssten alle Bluttransfusionen wegen drohender Krebsansteckungsgefahr verboten werden. Bis heute gibt es keinen "Krebs - Blut -Test" - und es ist nicht bekannt, dass Tumormarker eingesetzt werden, um Blutspender auf Krebs zu überprüfen. Damit zeigt sich, dass die Schulmedizin ihre eigene Vermutung Metastase nicht ernst nimmt bzw. ihr mit jeder Bluttransfusion faktisch selber widerspricht (letztlich: ihre eigene Aussage nicht überprüft!).

Die Germanische Neue Medizin dagegen argumentiert stimmig: Jedes Krebsgeschehen bedeutet einen Konfliktschock. Jeder Zweitkrebs einen Zweitkonfliktschock. Sollte dem nicht so sein, könnten die Gegner der Neuen Medizin das überprüfen (falsifizieren).

Ergebnis zu Frage 3
Die Schulmedizin unterstellt, dass ihre Vermutungen "Fakten" sind. Es ist aber zu zeigen, dass das "Faktensystem" der Schulmedizin widersprüchlich ist bzw. in weiten Teilen so aufgebaut, dass es nicht einmal potentiell überprüfbar ist (und damit ist es unwissenschaftlich). Das System der Neuen Medizin dagegen ist stimmig und praktikabel überprüfbar. Daher ist es unwissenschaftlich, unethisch und damit letztlich verfassungswidrig, der Neuen Medizin keinen Raum zu geben.

Ein abschließender Kommentar:
Die „Schulmedizin" befindet sich in einer besonderen Situation. Sie erhebt den Anspruch, wissenschaftlich zu sein und müsste damit so weit wie möglich unpolitischen und nur wissenschaftlichen Prinzipien verpflichtet sein. Sie erhebt aber zugleich den Anspruch, den politisch-herrschaftlichen und damit "unwissenschaftlichen" Schutz einer (dienstleistenden) Zunft genießen zu dürfen.

Das Zunftprivileg ermöglicht den Vertretern der Schulmedizin, wissenschaftliche Auseinandersetzungen ungestraft mit nichtwissenschaftlichen, nämlich politischen bzw. machtpolitischen Mitteln zu entscheiden. Die Schulmedizin kann sich bis heute in dieser eigentlich "unmöglichen" Situation halten, weil die Nichtmediziner (als Patienten oder Politiker) die ihnen verfassungsrechtlich zugestandene Therapiefreiheit nicht nutzen wollen bzw. können, weil sie voller Angst sind vor dem Tod und dem Verlust der Gesundheit, die ihnen bzw. der ganzen Gesellschaft angedroht werden, falls die schulmedizinische Therapie abgelehnt wird. Und Angst ist ein schlechter Ratgeber.

Der Widerspruch zwischen "Wissenschaft" und "Zunft" wird, im Fall der Therapienotwendigkeit von Kindern und Unmündigen, heute so gelöst, dass diese der Ansicht der Zunft - und damit nicht wissenschaftlichen Kriterien entsprechend - schulmedizinisch zwangstherapiert werden müssen. Eltern oder Vormünder, die wissenschaftlich begründet diese Therapie für die ihnen Anvertrauten ablehnen und versuchen, diese derselben zu entziehen, werden strafrechtlich verfolgt. Dies ist ethisch gesehen eine "unmögliche Situation", d.h. unethisch, d.h. in diesem Fall verfassungswidrig.

Der Anspruch der Schulmedizin, aus ihrer "Zunft" heraus einen Therapie-Entscheidungs-Allein-Anspruch durchsetzen zu wollen bzw. bei der Therapie von Kindern schon durchgesetzt zu haben, ist verfassungswidrig.

Fazit: Nach naturwissenschaftlichen Kriterien muss die Germanische Neue Medizin nach derzeitigem Wissenschaftsstand und derzeit bestem Wissen für richtig erklärt werden. Die Schulmedizin ist dagegen, naturwissenschaftlich gesehen, ein unförmiger Brei, der wegen grundlegend falsch verstandener (angeblicher) Fakten nicht einmal überprüfbar ist, von nachprüfbar ganz zu schweigen. Sie muss deshalb nach naturwissenschaftlichen Kriterien als Vermutungssammelsurium und damit als unwissenschaftlich - und nach bestem menschlichem Ermessen als falsch bezeichnet werden.

Leipzig, den 18. August 2003 Professor Dr. Hans-Ulrich Niemitz

Anmerkung: Der hier wiedergegebene Text des Gutachtens von Professor Dr. Hans-Ulrich Niemitz wurde stellenweise gekürzt - vor allem in Bereichen, in denen es um rein theoretische, wissenschaftliche Betrachtungen und Vergleiche ging. Hervorhebungen wurden hinzugefügt. Einzelne Fremd- und Fachwörter wurden gestrichen oder ersetzt, sofern sie nicht sinntragend sind. Der Zweck lag darin, das Gutachten für jedermann so leicht und schnell verständlich wie möglich darzustellen. Ein Gutachten wird allgemein für wissenschaftliche Kreise geschrieben. Der vollständige, authentische Text des Gutachtens liegt an mehreren Stellen im Internet vor. An Interessenten, die kein Internet haben, senden wir kostenlos eine Originalversion zu. Anruf genügt (0711 6361811).

Weitere Informationen zur Germanischen Neuen Medizin im Internet: www.pilhar.com, www.warum-krank.de, www.neue-medizin.de und www.das-gibts-doch-nicht.de. Zum Thema liegen folgende Bücher vor: Dr. Hamer: „Kurze Einführung in die Germanische Neue Medizin" und „Einer gegen Alle". Zu beziehen über die Arthrose-Selbsthilfe.

Hier noch einige Thesen und Argumente, die Ihnen bei der neuen Denkweise helfen können.

Wissen ist nicht nur das, was aus der Wissenschaft kommt. Auch aus der Erfahrung kann Wissen hervorgehen, wie schon in der Frühzeit der Menschheitsgeschichte.

Es wird gesagt, der Knorpel könne nicht nachwachsen, eine Heilung von Arthrose sei nicht möglich.
Gegenfrage: „Haben Sie mit der speziellen Ernährungstherapie GAT der Arthrose-Selbsthilfe schon einen Versuch gemacht?"

Es wird gesagt: „Alles käufliche Obst und Gemüse ist doch durch die Umwelt belastet und enthält kaum noch die Vitamine und Nährstoffe, die wir benötigen".
Gegenfrage: Was ist die Alternative? Sollen wir deshalb kein Obst und Gemüse essen? Wer sich auf die Suche macht, findet den Bioladen oder Biobauern, wo er artgerecht produziertes kaufen kann. Dieses vermeintliche Defizit mit Tabletten oder teuren Nahrungsergänzungsmitteln auszugleichen habe ich einige Jahre lang versucht. Das hat viel Geld gekostet und brachte am Ende doch nicht den erwarteten Erfolg.

Aus dem Buch von Peter Plichta „Benzin aus Sand"

Zweifel ist Grundlage aller neuen Erkenntnisse.

Platz machen für neue Gedanken. Es ist typisch für einmal etablierte Verfahren, dass man sich lediglich damit beschäftigt, sie immer wieder Stück für Stück verbessern zu wollen, statt sich rücksichtslos von ihnen zu trennen. Nur so wird Platz frei für wirklich neues Gedankengut.

Elektrischer Vorgang. Beim Pflanzenwachstum laufen alle Vorgänge auf molekularer Ebene ab. Weil dabei keine Spannungspotentiale gemessen werden, sehen die Biochemiker die Photosynthese nicht als einen elektrischen Vorgang an. Es ist aber einer, nämlich ein niederenergetischer.

Angst vor Blamage. Auch die Medien legen einem Erfinder eines wirklich revolutionären Gedankens jeden nur möglichen Stein in den Weg. Man hat Angst, sich zu blamieren und beruft sich lieber auf Informationen aus etablierter Hochschulforschung, oft sogar ohne Hinterfragung.

Dogmen. Die Logik ist die Lehre vom folgerichtigen Denken. An den heutigen geistigen Ausbildungsstätten wie Schule und Universitäten steht aber das Vermitteln von meist dogmatischem Wissen und nicht das selbständige, kreative Denken im Vordergrund. Selber zu denken und Bestehendes anzuzweifeln ist aber die Grundlage schöpferischer Prozesse. „Dogmen sind typische Zeichen für Dummheit"

Stand des Irrtums. Die Studenten lernen den Stand des jeweils gültigen Irrtums auswendig, legen dann das Examen ab und vergessen das meiste schnell wieder.

Beweise sind zwecklos. Man darf nicht glauben, eine Idee könne durch den Beweis ihrer Richtigkeit selbst bei gebildeten Geistern Wirkungen erzielen. Davon wird man überzeugt, wenn man sieht, wie wenig Einfluss die klarste Beweisführung auf die Mehrzahl der Menschen hat. Wer nicht verstehen will, weil die neue Erkenntnis seine Kreise stört, sein geliebtes Weltbild erschüttert, der ist auch mit den stärksten Beweisen nicht zu überzeugen.

Eine Sensation. Obwohl es sich um eine Sensation allerersten Ranges handelt, ist es außerordentlich schwierig, sowohl bei Fachleuten als auch bei der Allgemeinheit Verständnis und Akzeptanz zu gewinnen. Die Geschichte der Wissenschaften lehrt uns, dass wirklich Neues aus den verschiedensten psychologischen und machtpolitischen Gründen immer erst sehr viel später in unseren Alltag integriert werden kann. Wissenschaftliche Revolutionen werden nicht dadurch eingeleitet, dass in die Institute der Universitäten Geld gepumpt wird oder dass die Industriegiganten ihre Forschungsetats gewaltig aufstocken, sondern sie gehorchen den geheimnisvollen Gesetzen der Geschichte.

Voraussetzungen für einen Wandel. Zu einer gewaltigen Umwälzung gehören zwei Voraussetzungen: Die Menschheit muss spüren, dass etwas Grundlegendes nicht mehr stimmt, und es muss Menschen geben, die aus einem inneren Verlangen heraus, das man als Vorsehung interpretieren könnte, neue Ideen entwickeln und vorantreiben. Das erfolgt fast immer gegen heftige Widerstände.

Während nämlich Neuerungen, die nur ein »bisschen neu« sind, meist schnell akzeptiert werden, sind die Menschen überfordert, wenn es sich um etwas »völlig Neues« handelt. Zwar fordern Politiker, Vorstände von Wirtschaftsunternehmen und Wissenschaftler in den Medien regelmäßig Veränderungen.

Es gehört schließlich zu ihrem Berufsimage, für das Neue aufgeschlossen zu sein. Da aber in Wirklichkeit mit Neuerungen meist auch Machtverlust verbunden ist, können sich neue Gedanken immer nur schwer durchsetzen. Der Neuerungswille erlahmt. Man handelt nach dem Motto: Nur keine Experimente! Und so bleibt alles beim Alten.

Wenn für eine Idee aber der richtige Zeitpunkt gekommen ist, dann dreht sich das Rad der Geschichte einen Zahn weiter und Voltaires Erkenntnis bestätigt sich: „Eine neue Idee, deren Zeit gekommen ist, lässt sich mit keiner Armee der Welt mehr aufhalten."

Einzelne Ärzte, auch wenn sie nicht in der Forschung tätig sind, nehmen – offensichtlich stellvertretend für die wissenschaftliche Welt – für sich in Anspruch, Gegenargumente zu präsentieren, anstatt die forschenden Kollegen zu ermuntern, dieses Phänomen zu untersuchen. Wenn sie ernsthaft an der Gesundheit ihrer Patienten interessiert wären, müssten sie doch mit Erstaunen feststellen, dass da etwas abläuft, das sie sich bisher nicht vorstellen konnten und sie müssten bereit sein, Versuche damit zu machen. Aber das habe ich noch nicht erlebt, sondern immer nur: „Das gibt es nicht, das kann nicht sein, Arthrose ist nicht heilbar, es ist nur die Gewichtsreduzierung, die da geholfen hat", und so weiter.

Aus einer Botschaft

Die hier folgenden Aussagen stammen nicht aus meiner Feder, sondern aus einem Buch mit dem Titel „Am Anfang war das Wort", in dem ich derartige Gesundheitsfragen nicht erwartet hätte. Für mich ist das ein Hinweis darauf, dass wir mit der Ganzheitlichen Arthrose-Therapie (GAT) auf dem richtigen Weg sind.

Wer in der Liebe lebt, das heißt inmitten eines gesunden Umfeldes, erleidet weder Krankheit noch sonstige Notlagen, noch plagen ihn Ängste und Sorgen.

Gesund durch Überzeugung

Bis zu einem bestimmten Grad ist jedes Wesen Herr über seine Körperbestandteile, mithin über seine Gesundheit. Jeder menschliche Körper lässt sich durch die Haltung wie auch durch die Qualität der Gedanken der betreffenden Person beeinflussen. Wer zum Beispiel die feste Überzeugung bewahrt, dass jede Störung letztlich auch behoben werden kann, und wer sich die nötige Zeit nimmt, damit die Selbstheilungskräfte in Ruhe wirken können, wird mit hoher Wahrscheinlichkeit gesunden. Jemand, der sich von einer Krankheit beherrschen lässt und wenig Hoffnung auf Heilung hegt, leistet dieser mental geradezu Vorschub.

Zur Gesundheit verpflichtet

Alles, was der Verbesserung der eigenen Qualität dient, trägt zur Anhebung der Gesamtqualität bei. Umgekehrt verschlechtert jede Qualitätsminderung eines Einzelnen das Gesamtergebnis einer Gemeinschaft.

In dieser Aussage steckt die Notwendigkeit, ja sogar die Verpflichtung, sich selbst gesund zu halten. Nur ein gesundes Wesen kann gesunde Strukturen erzeugen.

Das Richtige essen

Alles, was nicht wirklich benötigt wird, verursacht 'Verstopfung'. Wird dem Körper ständig zuviel Nahrung angeboten, verliert er seine Beweglichkeit, er wird unförmig und wirkt unästhetisch, ganz abgesehen von den Stoffwechselstörungen, die damit verbunden sind. Jemand, der sich durch einen Körper ausdrücken muss, der ihm selbst nicht gefällt, fühlt sich bei jedem Blick in den Spiegel unbehaglich. Er neigt dazu, sich entweder zu verstecken, diesen Makel zu verdrängen oder ihn zu überspielen. Deshalb wirken sich eine gezielte Auswahl nützlicher Speisen und der Verzicht auf schädliche stets vorteilhaft auf das eigene Wohlbefinden aus und fördert zugleich die Fähigkeit zur Selbstdisziplin. Außerdem würden die Gesundheits- wie auch die Lebenshaltungskosten der Allgemeinheit erheblich gesenkt, weil viele chronische Erkrankungen im Zusammenhang mit einer Fehlernährung stehen.

Kritik am Gesundheitssystem

Das Gesundheits- und Sozialwesen verzeichnet weltweit die größte Wachstumsrate, sowohl hinsichtlich der steigenden Zahl Hilfebedürftiger als auch der Helfer sowie der Umsatzrate für pharmazeutische und technische Hilfsmittel. Da regelmäßige Hilfe und Unterstützung heute gewerbliche Dienstleistungen sind, die tarifgemäß entlohnt werden, wachsen die Kosten in dieser Branche momentan schneller als die Einnahmen. Und weil diese inzwischen das erträgliche Maß überschritten haben, denkt man nun verstärkt über Sparmaßnahmen nach. Doch wie soll das gehen? Wenn jeder Staat seine Position im wirtschaftlichen Wettbewerb zu behaupten versucht, wird sich das Karussell von Jahr zu Jahr schneller drehen. Damit wächst jedoch automatisch die Zahl derer, die dieses Tempo nicht mithalten können, mithin die Zahl derjenigen, die in wirtschaftliche Abhängigkeit geraten.

Ein weiterer Fehler war und ist es, kostensenkende Maßnahmen zu ignorieren, Erkenntnisse zu unterdrücken die kostensenkend wirken, nur um die unwirksamen, aber teureren bisherigen Maßnahmen weiterhin anwenden zu können.

Säuren und Basen

Wie jeder medizinisch halbwegs Gebildete heute weiß, kommt der Stoffwechsel zum Erliegen, sobald der Anteil der Säuren einen bestimmten Wert überschreitet. Sinkt der pH-Wert im Blut unter 7,38, liegt nach ärztlicher Definition eine Azidose (Übersäuerung) vor. Steigt er über 7,42, spricht man von einer Alkalose (Basenüberschuss). Demnach liegt das Säure-Basen-Gleichgewicht im Blut bei 7,4 ±0,2. Das Säure-Basen-Gleichgewicht hängt, chemisch gesehen, von der Wasserstoffionen-Konzentration ab. Damit diese möglichst gleich bleibt, verfügt der Körper über ein wohldurchdachtes 'Pufferungssystem', das bei Anstieg der H-Ionen-Konzentration die überschüssigen Ionen abfängt und chemisch bindet, und sie bei Abfall wieder freigibt. Sofern der Mensch seinem Körper eine ausgewogene Nahrung anbietet und keine akute Gefahr oder chronische Stresssituation vorliegt, bewegt sich das Pendel der Regulierung innerhalb der Normwerte.

Erhält der Körper hingegen überwiegend einseitige Kost, die z.B. dazu führt, dass bei der Verstoffwechslung ständig zu viel Säure gebildet und die Pufferkapazität überschritten wird, lagert sich die überschüssige Säure vornehmlich in stark beanspruchtem oder bereits vorgeschädigtem Gewebe an. Dies betrifft insbesondere die Muskulatur im Bereich bestimmter Gelenke, aber auch den Herzmuskel. In diesen Bereichen herrscht dann eine permanente Gewebeübersäuerung, die je nach ihrem Ausmaß mehr oder weniger schwerwiegende Beschwerden verursacht.

Bereits eine geringfügige, kaum messbare Normabweichung - sofern diese über Jahre bestehen bleibt - kann zu chronischen Erkrankungen führen. Als ein typisches Beispiel können hierfür rheumatische und degenerative Erkrankungen genannt werden. Sie sind ausnahmslos Folgezustände einer Übersäuerung der betroffenen Regionen.

Allerdings kann selten die Ernährung alleine hierfür verantwortlich gemacht werden, meist kommen verschiedene Faktoren zusammen, wie Überanstrengung, Stress, Frustration etc. So führt zum Beispiel eine plötzliche Überanstrengung bestimmter Muskelpartien bekanntlich zum Muskelkater, d.h. zu einer schmerzhaften Muskelreizung und -anspannung infolge einer Übersäuerung (es bildet sich vermehrt Milchsäure). Nach einer gewissen Zeit der Ruhe baut der Körper den entstandenen Säureüberschuss wieder ab und die Schmerzen verschwinden.

Während im Falle des Muskelkaters die Ursache auf der Hand liegt, lässt sich der ursprüngliche Zusammenhang bei akut und chronisch rheumatischen Beschwerden weniger leicht erkennen. Dass hierbei jedoch ein ähnlicher Mechanismus zugrunde liegt, kann schon in Anbetracht des typischen Beschwerdebildes gefolgert werden. Denn **Schmerzen jedweder Art entstehen aufgrund einer lokalen Überreizung und diese geht stets einher mit einer Übersäuerung**. Bei einer Verletzung am Finger trifft dies ebenso zu, wie bei Migräne oder Entzündungen. Denn bei allen Alarmsituationen werden zunächst die Egoismen mobil: Je bedrohlicher eine Situation, desto mehr Aktivitäten entwickeln diese, um die Gefahr abzuwenden. Bei drohendem Kreislaufversagen z.B. konzentrieren sich diese Kräfte auf die Aufrechterhaltung der Vitalfunktionen. Der Mediziner spricht hier von der Zentralisation des Kreislaufs, bei der sich die Blutgefäße an Armen und Beinen verengen, damit der Blutdruck zur Versorgung von Herz, Lunge und Nieren ausreicht. Aufgrund der extremen Aktivität, mit der die Selbstheilungskräfte bis zuletzt das Schlimmste zu verhindern versuchen, kommt es zu einer derart starken Übersäuerung, dass diese dem Körper gefährlich wird, ja geradezu selbstzerstörerisch wirkt. Ohne eine gezielte Gegensteuerung von außen, etwa durch säurebindende Mittel (sog. Bikarbonate, *im Notfall eine große Dosis Kaisernatron* *schlucken*), die der Arzt spritzt, ist der Organismus in solchen Fällen selten noch in der Lage, sich selbst zu heilen. Zumeist enden derartige Situationen in unkontrollierten Überreaktionen, die schließlich zum Herzflimmern und Herzstillstand führen.

Vergleichbare Situationen lassen sich auch im psychosozialen Bereich beobachten. Denn Menschen oder Tiere, die unerwartet höchster Lebensgefahr ausgesetzt sind, geraten immer in Panik, was sich entweder in 'blindwütigem Umsichschlagen' oder in Ohnmachtsgefühlen ausdrückt. Panik ist stets ein Zeichen für einen außer Kontrolle geratenen Selbsterhaltungstrieb; sie weist auf eine akute Notlage des Betreffenden hin. Auch diese Menschen brauchen dringend Hilfe. Sie müssen sozusagen vor sich selbst geschützt werden, weil anhaltende Überreaktionen (Überreizung/Übersäuerung) stets tödlich enden.

Ursache Ernährung
Übersäuerung/Überreizung/Entzündung verursachen Schmerzen, diese verursachen Schonhaltung (Schmerzvermeidung), diese verursacht eine Deformation des Gelenkapparates (aufgrund der Fehlbelastung), wodurch zusätzliche Schmerzen entstehen, usw.

Schon eine geringfügige Übersäuerung, aufgrund von Fehlernährung, Stress u.a. Faktoren, führt ähnlich wie beim Muskelkater zu mehr oder weniger starken Schmerzen in den am stärksten beanspruchten Muskelpartien. Diese Schmerzen bewirken eine Schonhaltung der betroffenen Gelenkregion, infolge dessen es auf Dauer zu Veränderungen des Gelenkes kommt, welche wiederum zusätzliche Bewegungsschmerzen auslösen usw. (um nur kurz den Circulus vitiuosus der Volkskrankheit **Arthritis-Arthrose**, Gicht u.a. zum rheumatischen Formenkreis gehörender Diagnosen anzusprechen).

Häufig können diese Störungen auf eine Ernährung mit zu hohem Anteil säurebildender Speisen zurückgeführt werden.

Hierzu zählen vor allem tierische Eiweiße, da bei deren Verstoffwechslung - abhängig von der Tierart - im Vergleich zu pflanzlichen Proteinen vermehrt Säuren gebildet werden. Hinzu kommt der Stress, dem die meisten so genannten Nutztiere heute ausgesetzt sind. Eier von Hühnern, die in Legebatterien gehalten und durch hormonelle Beeinflussung zum vermehrten Eierlegen angeregt werden, sind ebenso geschädigt wie die Hühner. Beim Verzehr solcher Eier überträgt sich die - in vielfacher Hinsicht - kranke Qualität auf den Menschen. Gleiches lässt sich zum Fleisch, zur Wurst, zur Milch und allen Milchprodukten sagen, sofern die Tiere gemästet, überzüchtet, einem Dauerstress aus Licht, Lärm oder Enge ausgesetzt oder unter großen Todesängsten geschlachtet werden. Die Art heutiger Tierhaltung ist in den meisten landwirtschaftlichen Betrieben mithin nicht alleine ein ethisches Problem, das zu Recht Tierschützer auf den Plan ruft, sondern wirkt auch schädigend auf die Gesundheit des ganzen Volkes.

Da der Körper stets um Ausgleich bemüht ist, versucht er überschüssige Säuren so weit wie möglich zu neutralisieren. Hierzu benötigt er vor allem Kalzium. Da bei einem andauernden Säureüberschuss das im Blut vorhandene Kalzium jedoch nicht ausreicht, wird Kalzium aus dem Knochengewebe abgebaut. Dies führt mit der Zeit zur Knochenentkalkung, die Knochen verlieren ihre Festigkeit (Gerüstsubstanz) und verformen sich, die Gelenke funktionieren nicht mehr reibungslos, so dass im fortgeschrittenen Stadium jede Bewegung zur Qual wird. Von diesem unter der Bezeichnung *Osteoporose* bekannten Leiden sind Millionen älterer Menschen betroffen; Tendenz steigend.

Insofern spielen auch bei dieser häufigen und ausgesprochen schmerzhaften Krankheit die Säuren eine ausschlaggebende Rolle.

Leider ist den wenigsten Ärzten dieser Ursachenmechanismus wirklich klar, da sie sich insgesamt viel zu wenig mit der Ernährung beschäftigen. Anstatt fundierter Informationen darüber, welche Nahrungsmittel am besten geeignet sind, die Übersäuerung abzubauen, empfehlen sie dem Osteoporosekranken ausgerechnet (säurebildende) Milchprodukte als Kalziumspender. Sie schauen lediglich in der Ernährungstabelle nach, welche Nahrungsmittel den höchsten Kalziumgehalt aufweisen und verschreiben ansonsten chemisch isoliertes Kalzium in Tablettenform. Bei dieser Therapie steht nicht die Übersäuerung, also die eigentliche Ursache, im Vordergrund, sondern das Symptom, nämlich der dadurch hervorgerufene Kalziummangel. Da auf diese Weise der Krankheitsprozess nicht gestoppt werden kann, hält man die Osteoporose für unheilbar. So wächst die Zahl von chronisch Kranken, schmerzgeplagten, bewegungseingeschränkten, arzt- und pflegeabhängigen Erdenbürger jährlich beträchtlich weiter, und dies nur, weil der therapeutische Ansatz nicht stimmt.

Die meisten Menschen ernähren sich falsch. Sie bieten ihrem Körper vielfach Stoffe an, die an allen Ecken und Enden zu Störungen führen, so dass das körpereigene Regulationssystem pausenlos Höchstleistungen vollbringen muss, um das Schlimmste zu verhüten. So ist es eine Frage der Zeit, bis die ersten Erschöpfungserscheinungen in Form von Übergewicht, Verdauungsstörungen, Völlegefühl, Gelenk- und Gliederschmerzen, Diabetes, Gallen- und Nierensteinen, Leberverfettung u.v.a.m. sichtbar werden.

All diese typischen Zeitleiden, die die Sozialkosten immer weiter in die Höhe treiben, könnten ohne ein einziges Medikament, ohne eine einzige aufwändige Untersuchung - alleine durch Aufklärung - vermieden werden. Da jedoch zunächst die Ärzte in diesem Punkte einer grundlegenden Aufklärung bedürfen, was uns weitaus schwieriger erscheint als dem Patienten derartige Zusammenhänge plausibel zu machen, wird die Zahl der chronisch Kranken vorläufig noch weiter wachsen.

Seelische Ursache
Bei genauerer Betrachtung kann jedoch selten alleine die Ernährung als Ursache der meisten Zivilisationserkrankungen verantwortlich gemacht werden. Vielmehr liegt der eigentliche Grund im Seelischen, denn die Seele ist ja das Ausdrucksorgan für die Eigenschaften der Liebe, wie der Materiekörper Ausdrucksorgan der Seele ist. Mithin besteht eine unmittelbare Wechselwirkung zwischen dem seelischen und dem stofflichen Körper.

Ich bin sauer, sagt jemand, der sich über einen anderen geärgert hat. Jedwede Art dauerhafter Unzufriedenheit mit sich oder seinem Leben stellt auch für den Körper eine Stresssituation dar, die zum Anstieg der Säuren führt. In der Medizin spricht man in Fällen unerklärlicher chronischer Erkrankungen, deren Ursache von innen kommt und die sich gegen den eigenen Körper richten, auch sehr treffend von Autoaggression oder Autoimmunerkrankungen. Aufgestauter Ärger, der keine Entladungsmöglichkeit nach außen hat, richtet sich unwillkürlich nach innen und gelangt so von der Psyche in den Körper. Je nach Persönlichkeitsmuster des Betreffenden und der Art der Unzufriedenheit können die unterschiedlichsten Symptome auftreten. Nahezu alle Erkrankungen des Verdauungstraktes sowie des Herz-Kreislauf- und Nervensystems, sofern sie nicht durch Einwirkungen von außen ausgelöst worden sind, können vor diesem Hintergrund gesehen werden. Nicht zuletzt lässt sich auch die Gefäßsklerose und somit die Zunahme von Herzinfarkten und Schlaganfällen darauf zurückführen.

Warnung vor Machtmissbrauch
  Horcht, ihr Herrscher der Massen, die ihr stolz seit auf Völkerscharen die Euch folgen und dienen! Der Herr hat euch die Gewalt gegeben, der Höchste der Herrscher, er, der eure Taten prüft und eure Pläne durchforscht. Ihr seid Diener <u>seines</u> Reiches, aber ihr habt kein gerechtes Urteil gefällt, das Gesetz nicht bewahrt und die Weisheit Gottes nicht befolgt.

Jeder, der Macht zum Schaden anderer ausübt, schädigt sich letztlich immer selbst

Gemeinnutz vor Eigennutz
Das zweite, nicht minder wichtige Leitziel müsste lauten: Gewährleistung einer Ordnung, die grundsätzlich allen Menschen eine individuelle Persönlichkeitsentfaltung ermöglicht. Wird dieses Ziel ernsthaft angestrebt, dürften keine **Entscheidungen** getroffen werden, **die lediglich einigen wenigen Vorteile verschaffen**. Nicht die am lautesten schreien oder das meiste Geld haben, würden dann ihre Vorstellungen durchsetzen, sondern die, die ein Konzept vorlegen, von dem alle Betroffenen gleichermaßen profitieren. Nur wenn bei allen politischen Entscheidungen das **Allgemeinwohl vor partiellen Interessen** geht, lässt sich die Übermacht menschlicher Egoismen abbauen. Wir wissen, dass dies ausnahmslos in jedem Falle umsetzbar ist. Voraussetzung ist, dass sich alle Führungspersönlichkeiten an diesem Prinzip messen lassen. Wer dagegen verstößt, d.h. Entscheidungen zum Schaden des Allgemeinwohls trifft, die er selbst nicht in der Lage ist zu korrigieren, verliert die Berechtigung, Führungsverantwortung zu übernehmen. Das heißt konkret, er wird seines Amtes enthoben.

Bis hierher die Auszüge aus dem Buch „Am Anfang war das Wort". Hätten Sie erwartet, unter diesem Titel so wertvolle und absolut richtige Aussagen zur Gesundheit zu finden? Für mich hat dieses Buch den höchsten Wert aller Bücher, die ich je gelesen habe.

Aufruf der Arthrose-Selbsthilfe:
Die Arthrose-Selbsthilfe sucht ständig aktive Helfer, die Freude daran haben, ihr neu erworbenes Wissen weiterzugeben. Wenn Sie in Ihrer Stadt oder Region eine Zweigstelle/Bezirksgruppe gründen wollen, werden Sie von uns in jeder nur denkbaren Weise unterstützt. Für unser Expertengremium suchen wir Fachleute auf medizinischem oder juristischem Gebiet, die ehrenamtlich mitarbeiten wollen.

Regelmäßige Treffen an jedem 1. Dienstag im Monat um 19:30 Uhr im Bürgersaal im neuen Rathaus in 34587 Felsberg. Einlass schon um 18:30 Uhr. Der Eintritt ist frei.
Wer von weiter her kommt, kann eine Liste unserer Hotels anfordern.

Schlussbetrachtungen

Da ich kein Wissenschaftler bin, kann ich nicht ausschließen, dass einzelne Passagen wissenschaftlich nicht ganz korrekt sind. Auf meinem kürzlich vor Landfrauen gehaltenen Vortrag hat einer der anwesenden Herren seine Bedenken wegen mangelnder Wissenschaftlichkeit und die hinreichend bekannten Argumente zur Diskussion gestellt. Die Antwort darauf kam zu meiner Überraschung von einer der Landfrauen, die noch unbefangen denken kann. Sie sagte: „Niemand zwingt uns, diese unwissenschaftliche Methode anzuwenden. Wir können uns so oder so entscheiden. Wir können der erfolglosen Medizin-Wissenschaft glauben und weiter so leiden wie bisher, oder den Erfolgsmeldungen der Arthrose-Selbsthilfe und selbst etwas tun. Ihre Wissenschaftler haben starke Argumente, aber sie sind bei unserer Arthrose erfolglos, sie haben uns nicht geholfen. Noch immer kennen sie die Ursache nicht. Etwas Besseres als Schmerztabletten und Gelenkaustausch können sie uns nicht anbieten. Wenn uns hier eine Methode angeboten wird, mit der wir uns selbst helfen können, warum sollen wir das nicht wenigstens mal versuchen?"

Für diesen Beitrag erntete die Landfrau einen anhaltenden Beifall.

Für uns zählt der Erfolg und den erreichen wir auch ohne den Segen der Wissenschaft.

Seien Sie Ihr eigener Wissenschaftler. Beobachten Sie Ihren Körper und Ihre Gesundheit mit offenen Augen. Achten Sie auf Gelenkschmerzen und andere Gesundheitsprobleme und fragen Sie sich, was Sie zuvor gegessen und getrunken haben. Fragen Sie bei allen Gesundheitsproblemen aber auch, woher das kommt, was die Ursache ist und fragen Sie nicht nur, was

Sie dagegen tun können, denn wenn Sie die Ursache kennen, ergibt sich die Gegenmaßnahme von selbst.

Schon bald werden Sie einen Zusammenhang erkennen zwischen dem Essen und dem Problem, zwischen Ursache und Wirkung. Wenn Sie zum Beispiel mit unserer GAT schon schmerzfrei waren, aber die Gelenke wieder gespürt haben, schon einen Tag nachdem Sie rückfällig geworden sind, dann wird es Ihnen leichter fallen, unseren Speiseplan einzuhalten. Dann werden Sie mit noch mehr Genuss in einen reifen Apfel beißen, Ihren bunten Salat genießen und all das andere, von dem Sie jetzt wissen, dass es Ihre Gesundheit fördert und Ihnen auf keinen Fall schaden kann. Der Wunsch nach einem gebratenen Schnitzel, einem Stück Wurst oder Käse wird dann immer kleiner und bald ganz aus Ihrem Kopf verschwinden weil Sie jetzt wissen, dass darin die Ursache Ihrer Schmerzen liegt. Der Gaumenkitzel ist nur für einen Moment, die Gesundheit aber ist für immer.

Alle schulmedizinischen Maßnahmen sind bisher noch immer nur Symptombehandlungen, besonders dann, wenn sie nur auf das Gelenk gerichtet sind. Dazu gehören: Schmerzmittel, Salben und Einreibungen, Bestrahlungen, Knorpelverpflanzung und künstliche Gelenke. Auch die als alternativ bezeichneten Therapien wie Pulsierende Signaltherapie (PST oder MBST), Magnetfeldtherapie, Chondoitinsulfat und Glukosaminsulfat mit und ohne Aloe Vera, die alle relativ teuer sind und die ich hier nur als Beispiel für viele andere anführe. Unbestritten sind sie manchmal hilfreich, was aber nur von kurzer Dauer sein kann, weil die eigentliche Ursache der Arthrose damit nicht beseitigt wird. Erst wenn wir die Erkenntnisse des Professors Lothar Wendt umsetzen, die Übersäuerung stoppen, indem wir die Ernährung ändern, können wir die Krankheit wirklich heilen, denn die Ursache liegt nun mal darin, dass unsere Gesellschaft in den letzten 50 bis 100 Jahren ihre Ernährungsgewohnheiten grundlegend verändert hat. Die reine Rohkosttherapie, wie Professor Propst sie speziell bei Krebspatienten aber auch bei Gelenkerkrankungen einsetzte, wäre optimal, ist aber bei geringerem Leidensdruck nur schwer zu vermitteln. Mit der Ganzheitlichen Arthrose-Therapie (GAT) gehen wir einen sanfteren Weg, denn dabei sind noch gedünstete Gemüse und Kartoffeln erlaubt. Wer selbst diese Regeln nicht einhalten kann, wer auf Bohnenkaffee, Zigaretten und Alkohol nicht verzichten will, der sollte gar nicht erst damit anfangen. Wer aber mitmacht, wer mit seinem Verstand und mit seinem Geist voll dahinter steht, weil er die Zusammenhänge verstanden hat und weil er gesund werden will, der hat mit einer sehr hohen Wahrscheinlichkeit auch Erfolg

Ein klares Wort

Wer sich über viele Jahre mit Gesundheitsthemen beschäftigt, kommt zwangsläufig zu der Erkenntnis, dass es besser ist, sich selbst über seine Krankheiten zu informieren. Die Fehler in unserem Gesundheitssystem sind so grundsätzlicher Art, dass wir uns nach Möglichkeit davon fernhalten sollten. Vieles von dem, was Sie hier gelesen haben, ist unseren Ärzten nicht bekannt, aber selbst wenn sie es wissen, können und dürfen Sie es nicht anwenden, wenn sie weiterhin Arzt bleiben wollen. Sie leben schließlich davon, dass viele Menschen krank werden. Sie würden sich selbst überflüssig machen, wenn sie ihre Patienten über die wahre Ursache ihrer Krankheit aufklären und dafür bekommen sie von der Krankenkasse kein Geld.

Wenn wir von Ärzten hören, die schon viele tausend Gelenke operiert haben, bei sich selbst aber diese OP ablehnen, dann sollte uns das zu denken geben. „Bei uns Medizinern ist das immer so, dass wir täglich vieles empfehlen, aber bei uns selber wollen wir das nicht praktizieren. So sind wir Mediziner, ist doch klar", sagte ein Orthopäde in seinem Vortrag am 1. November 2005. Er hat also das Wissen, wendet es aber nur bei sich selbst an und nicht bei seinen Patienten. Könnte man diese Haltung nicht auch als kriminell bezeichnen? Wir erwarten als Patienten eine ehrliche Aufklärung, schenken dem Arzt unser Vertrauen und das wird so schändlich missbraucht. Wenn wir uns operieren lassen, kann es vorkommen, dass er erst während der Arbeit feststellt, dass der Meniskus noch ganz ist. Glauben Sie, er sagt uns das hinterher? Ganz sicher nicht. Er betrügt uns so ein Stück weit, damit wir an seinen Künsten nicht zweifeln. Dass die Ganzheitliche Arthrose-Therapie (GAT) so erfolgreich ist, findet er sensationell, er wird sie aber bei seinen Patienten niemals anwenden. Der bessere Weg wird also ausgeklammert, die richtigen Erkenntnisse werden unterdrückt. Was ist das nur für ein System.

Wenn der Arzt dann noch sagt:
„Medizin ist ja keine exakte Wissenschaft, sie beruht auf Erfahrung und hat viel mit Geld zu tun".
dann liegt die Wahrheit klar vor uns auf dem Tisch. Das sind Tatsachen und es liegt an uns selbst, wie wir darauf reagieren.
Wenn Sie jetzt sagen: „Das kann nicht sein, das glaube ich nicht, dass ein Arzt so etwas sagt", dann biete ich Ihnen an, das original Tondokument, eine Aufzeichnung des Vortrags, anzuhören.
Das alles zeigt uns, wie schlimm es um unser Gesundheitssystem bestellt ist. Dem Volkswirtschaftler wird klar, dass es so nicht mehr lange funktionieren kann. Also ist es besser, wir helfen uns selbst.

Kontaktstellen mit Beratung zur Arthrose-Therapie GAT. Hier handelt es sich überwiegend um Teilnehmer, die mit der GAT erfolgreich waren und ihre Erfahrungen weitergeben wollen. Stand Ende 2005

in Allendorf/Eder,
Karin Mück, Tel.: 06452 6176

in Aschaffenburg,
Doris Pries, Tel.: 06021 88371

in Bamberg,
Kurt Freyhardt, Tel.: 0951 9171620

in Berlin,
Gertrud Dirks, Tel. : 030 8121180

In Bochum,
Ulrike Ladwig, Tel.: 0234 581891, Do.14 –17:30 Uhr

In Düren/Rheinland,
Maria Rausch Tel.: (02421) 56843

In Gütersloh,
Stefan Dreinhöfner, Tel. priv.: 05241 687161

In Hamburg,
Lieselotte Röttel, Telefon 040-601 16 85

In Hannover,
Brunhilde Tannenberg, Tel.: 05147 92100

In Hinterzarten,
Haus NATURION Herr Muth, Heilpraktiker, Tel.: 07652 5282

In Lauterbach,
Reformhaus Pontow, Frau Baier, 06641 2573
oder Norbert Lange 06641 2953

In Leipzig,
Hartmut Dethloff, Heilprakt., Tel.: 0341 3061890

In Neuental,
Martina Rockensüß, Tel.: 06693 8642

Bei Osnabrück,
Fr. Lorch, 49419 Ströhen, Tel.: 05774 9502

In Ludwigsburg,
Inge Blum, Heilpr. Tel. 07141 863070

In München,
Dr. med. Birgit Herrmann, Tel.: 089 589 089 90

In 91077 Neunkirchen,
Bettina Wiegel, Tel.: 09134 908309

In Stuttgart,
Dominik Golenhofen, Heilpraktiker, Tel.: 0711 4870338

In Wiesbaden,
Paul R. Drebes, Tel: 0611 402738

Adressen von Häusern, die Sie mit der GAT in eine gesündere Lebensweise einführen:

NATURION, die andere Wellness-Pension, Familie Muth, 79856 Hinterzarten im Hochschwarzwald, Sonnenbühlweg 6, Tel.: 07652 5282, Fax: -5850, naturion@t-online.de, www.naturion-hinterzarten.de - Der GAT verpflichtet

Frau Dr. med. Marianne Probst, Wellnesszentrum
87724 Ottobeuren, Mozartstraße 22, Tel.: 08332 93400,
Fax: 08332 93401 www.profprobst.de, Arthrose-Therapie GAT

St. Georg Fachklinik, 63628 Bad Soden-Saalmünster
Frowin-von-Hutten-Str. 18, Tel.: 06056 732-0
www.stgeorg-klinik.de, info@stgeorg-klinik.de, GAT-Therapie
Kurklinik mit vielseitigen therapeutischen Maßnahmen

Naturheilkunde Tagesklinik mit Schmerzambulanz
35037 Marburg, Deutschhausstraße 28, 06421 690074
Dr. med. Bernhard Weber, www.naturmednet.de
Zuverlässige Diagnosen und medizinischer Rat

Öko-Rittergut Rittmeyer, Dorfstr. 23, Rackwitz-Kreuma
Tel.: 034294 73110, Fax: 73112, www.oekorittergut.de

Hotel Flachshaus, Margarete Kück & Rolf Altena
47669 Wachtendonk, Feldstr. 29, Tel.: 02836 8494

Weitere Adressen:
Stevia Einkauf: MEDHERBs, Möwenstr. 22,
65201 Wiesbaden, Tel.: 0611 8460015

Haaranalyse: BIOMETA, 82031 Grünwald, T: 089 23269912
Nur Labormessung Typ A bestellen, ohne Ernährungsberatung

Liste empfehlenswerter Bücher und Quellennachweis

Diamond
Fit fürs Leben und Fit für`s Leben Teil 2, 1985
Nicht ohne Grund steht dieses Buch an erster Stelle

Astrid und Klaus Schaper
Es gibt auch einen anderen Weg
Ausgewählte Rezepte speziell für Arthrose

Bettina Kupetz
Adieu Gelenkschmerz
Ein Erfahrungsbericht und Ergänzung zu diesem Buch

Wandmaker
Willst Du gesund sein? Vergiss den Kochtopf,
Gilt als Klassiker unter den Ernährungsbüchern

Dr. Schmidt
So hilft die Natur bei Arthrosen, 1999, vergriffen, aber bei www.amazon.de noch zu haben
wird von mir oft zitiert, wegen der klaren Aussagen

Pauly-Verlag
Am Anfang war das Wort, 12/2000, zu bestellen bei der Arthrose-Selbsthilfe
Auszüge daraus ab Seite 148 in diesem Buch

Lothar Wendt
Die Eiweißspeicherkrankheiten, 1984, vergriffen, einen genehmigten Nachdruck liefert die Arthrose-Selbsthilfe
Ein Buch, das jeder Arzt lesen sollte, aber auch für interessierte Laien noch verständlich.

Mayr & Stossier
Gesund leben durch die Eiweißabbaudiät 2000
Mit Bezug auf Lothar Wendt, leichter zu lesen.

Treutwein
Übersäuerung, Krank ohne Grund?
Ein rundum empfehlenswertes Buch.

Dr. Paul C. Bragg
Wasser, das größte Gesundheitsgeheimnis
Mit erstaunlichen Wahrheiten.

John Robbins
Ernährung für ein neues Jahrtausend (neu)
Klare Beweise dafür, dass wir ohne tierische Lebensmittel auskommen können.

Dr. Bruker
Unsere Nahrung, unser Schicksal
Auch ein klassisches Ernährungsbuch, bei Arthrose nicht in allen Punkten zutreffend.

Lützner & Million
Rheuma und Gicht, 2000
Enthält wertvolle Grundsätze, die nachdenklich machen.

Rittmeyer
So besiegte ich Arthrose, Gicht, Rheuma...
Er war selbst betroffen und berichtet aus Erfahrung.

Kelder
Die Fünf Tibeter
Unsere Empfehlung für den regelmäßigen Frühsport.

Lützner
Wie neu geboren durch Fasten
Anleitung für den Einstieg in die GAT.

Schatalova
Wir fressen uns zu Tode (neu)
Banaler Titel, aber wertvoller Inhalt.

Zycha
Organon der Ganzheit 1996
Philosophie, die zu lesen lohnt.

Laszlo
Das dritte Jahrtausend 1998
Wertvolle philosophische Betrachtungen.

Vegetarian Basics (in deutscher Sprache)
160 Seiten, Format 24 x 23 cm
GU-Verlag, € 9,90, ISBN 3833803703

Jan Lelly
Die Heilkraft der Pilze
Nachvollziehbare Anleitungen und Rezepte.

Rose-Marie Nöcker
Das große Buch der Sprossen und Keime
Wir ziehen unsere Keimlinge selbst.

Hamer
Krebs und alle sog. Krankheiten
Einführung in die Germanische Neue Medizin
Jetzt haben wir vor Krebs keine Angst mehr

Hamer
Einer gegen Alle
Sie werden zornig, wenn Sie das lesen.

Wichtig! Alle in diesen Büchern enthaltenen Rezepte sind nicht automatisch für die GAT geeignet. Vergleichen Sie immer mit unserem Tagesplan.

Lesenswert sind auch die Zeitschriften „raum & zeit", „Bio" „Focus", „Natur & Heilen", „Matrix 3000", und die Depesche „mehr wissen, besser leben".

Die Zeitschrift „Lebensreform heute", Zeitschrift für gesunde Lebensweise von Sebastian Stranz, erscheint vierteljährlich. und enthält wertvolle Hinweise für ein gesünderes Leben. Texte, die ich am liebsten auch noch in dieses Buch übernommen hätte. Es lohnt sich, derartige Blätter zu abonnieren, um laufend neue Informationen zu bekommen.

Wenn Sie bedenken, wie schwierig es ist, die richtigen Bücher zu finden und wie viel Geld man für falsche Lektüre ausgeben muss, dann werden Sie diese Bücherliste als sehr wertvoll empfinden.

Zum Schluss eine dringende Bitte an Sie, liebe Leserin, lieber Leser:

Dies ist mein erstes richtiges Buch und ich habe mir viel Mühe damit gemacht. Es soll fortlaufend erweitert und verbessert werden. Von Ihnen wünsche ich mir eine Nachricht aus der ich ersehen kann, ob es für Sie eine sinnvolle Anschaffung war. Bitte schreiben Sie mir, egal ob per E-Mail, Fax oder Brief, egal ob in gutem oder schlechtem Deutsch, egal ob mit oder ohne Fehler, darauf kommt es nicht an. Sie können sich auch telefonisch melden, wenn Sie nicht schreiben wollen, aber geben Sie mir bitte eine Rückmeldung nach 8 bis 12 Wochen oder später, ein Feedback, woraus ich entnehmen kann, ob mein Arbeitseinsatz für Sie persönlich sinnvoll gewesen ist oder nicht. Das können Sie sicher verstehen. Im Voraus vielen Dank dafür.

Ihr
Eckhard K. Fisseler,
Sprecher der Arthrose-Selbsthilfe,
D-34587 Felsberg,
Tel.: 05662 408851,
Fax: 05662 9390581,
E-Mail: arthrose@online.de

Im Internet unter www.arthroseselbsthilfe.de, und auch unter www.warum-krank.de werden wir ständig aktuell über die Arthrose-Selbsthilfe und deren Entwicklung berichten.